中等职业教育幼儿保育专业系列教材

学前儿童
卫生保健

主　编　苏　丽　成　恋
副主编　谢玉茹　佟柯锐　杨　佳　杨　丹
参　编　侯　荔　罗　贝

U0379539

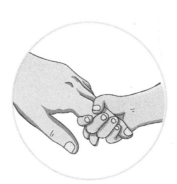

重庆大学出版社

图书在版编目（CIP）数据

学前儿童卫生保健 / 苏丽，成恋主编. --重庆：
重庆大学出版社，2025.2. --（中等职业教育幼儿保育
专业系列教材）. -- ISBN 978-7-5689-4857-9

Ⅰ. R175

中国国家版本馆CIP数据核字第2024VC1099号

中等职业教育幼儿保育专业系列教材

学前儿童卫生保健

主编 苏 丽 成 恋

策划编辑：章 可

责任编辑：张红梅　版式设计：章 可
责任校对：谢 芳　责任印制：赵 晟

*

重庆大学出版社出版发行
出版人：陈晓阳
社址：重庆市沙坪坝区大学城西路21号
邮编：401331
电话：（023）88617190　88617185（中小学）
传真：（023）88617186　88617166
网址：http://www.cqup.com.cn
邮箱：fxk@cqup.com.cn（营销中心）
全国新华书店经销
重庆华林天美印务有限公司印刷

*

开本：787mm×1092mm　1/16　印张：8.5　字数：171千
2025年2月第1版　　2025年2月第1次印刷
ISBN 978-7-5689-4857-9　　定价：30.00元

《中华人民共和国国民经济和社会发展第十四个五年规划和2035年远景目标纲要》明确提出，要完善"一老一小"服务体系，推进幼儿照护专业化、规范化发展，提高保育保教质量和水平。教育部公布的《中等职业学校专业目录》在2019年新增了幼儿保育专业，人力资源和社会保障部在2021年公布了《保育师国家职业技能标准》。根据幼儿保育专业教学标准和保育师对应职业岗位能力要求，该专业毕业生必须掌握学前儿童卫生保健基础知识，具有安全防护与救助、疾病预防与应对等技能，能在幼儿园一日活动中做好保育工作促进幼儿健康发展。本书以《幼儿园教师专业标准（试行）》《3—6岁儿童学习与发展指南》《幼儿园工作规程》等标准为依据编写而成。

本书依据中等职业学校幼儿保育专业人才培养目标和相关职业岗位（群）的能力要求，围绕学前儿童生理特点及卫生保健、学前儿童生长发育规律的认识及健康评价、学前儿童的营养与膳食、学前儿童常见疾病及预防、学前儿童意外事故的处理与急救、学前儿童心理健康以及托幼园所的生活保健制度等内容进行编写，强调理论实践一体化，突出"做中学、做中教"的特色。根据职业岗位要求，本书按"模块—任务"组织内容，每个任务有"知识梳理""案例导入""知识积累""思考与练习"等栏目，既有利于概括学习要点，又能引导学生积极思考和便于师生互动，有助于学生理解、巩固所学知识，拓宽学生视野。

为了让职业学校的学生对幼儿生理特点、幼儿园生活有更深刻的认识，本书图文并茂，深入浅出地阐述原理，能很好地帮助学生理解相关内容。同时，本书还注重运用比较、归纳、总结的方法整合知识，使之条理清楚、辨析度高，能极大地提升教学的有效性。

　　本书在编写过程中，参考、引用、借鉴了同行专家的研究成果，也得到了各位编者及其所在单位的大力支持与帮助，在此表示衷心的感谢！因编者能力有限，本书难免有不足之处，敬请广大读者批评指正！

编　者

2024年5月

目录

模块一 学前儿童生理特点及卫生保健

学习目标

▶ 1.了解人体的基本形态和基本结构,熟悉人体的基本生理特征和生理功能调节。

▶ 2.能根据婴幼儿身体系统的特点采取恰当的卫生保健措施。

▶ 3.熟悉学前儿童身体八大系统和感觉器官的生理解剖特点,并掌握基本的卫生保健要点。

▶ 4.加深对学前儿童身体的感性认识,激发保护学前儿童身体正常生长发育的责任感。

任务一 奇妙的人体

知识梳理

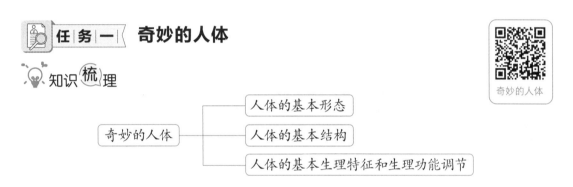

奇妙的人体 ——— 人体的基本形态

——— 人体的基本结构

——— 人体的基本生理特征和生理功能调节

案例导入

铃声响了,你匆忙奔向食堂,今天上午有体育课,运动量很大,你早已饥肠辘辘,食堂里的饭菜散发着香味,大家排队打饭,然后端着饭找空位坐下就餐。这是不是同学们每天都会经历的场景呢?大家有没有想过这样的场景中涉及身体的哪些部位呢?

知识积累

人体从出生至成熟,在生理器官发育发展方面有很多明显的变化,新生儿就已经具有人体的基本结构和生理功能,正如俗话所说的,"麻雀虽小,五脏俱全"。但学前儿童并不是成人的缩小版,他们具有自身独特的生理特征。本任务主要介绍学前儿童身体各系统结构和功能特点,阐述符合学前儿童身体八大系统和感觉器官生长发育规律的卫生保健措施。

一、人体的基本形态

人的身体主要由四部分组成,这四部分包括头部、颈部、躯干和四肢。人体的分部及名称如下:

头部:①脑颅,内有颅腔,腔内有脑,与脊髓相连;②面颅,包括眼、耳、鼻、口等器官。

颈部:颈是头与躯干相连的部分,比较灵活。

躯干:胸部、腹部、腰部、背部、臀部。

四肢:①上肢,包括上臂、前臂、手;②下肢,包括大腿、小腿、足。

人体的内部器官如图1-1-1所示。

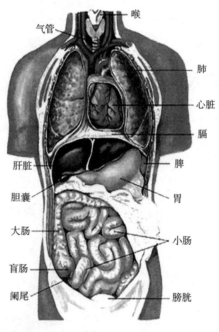

图1-1-1

二、人体的基本结构

1.细胞

细胞是人体形态、结构、生理功能与生长发育的基本单位。100多年前,德国著名病理学家微耳和留下了一句名言:"人体是细胞的王国。"这个王国的"公民"种类之多、数量之大,是世界上任何一个"国家"都不能与之相比的。一个人的全身大约有40万亿~60万亿个细胞，200多个"种族"。细胞能够进行一切生命活动，与它的化学成分密切相关。组成细胞的化学元素有60多种。其中含量较多且生理功能比较明确的约20种。碳、氢、氧、氮四种元素在体内含量最高，合起来占总量的96%左右。另外还有含量较少的钙、磷、钾、硫、钠、氯、镁等元素，以及铁、锌、氟、锰、铜、碘、钴等十多种微量元素。人体内所有元素都来自自然界，且是生命活动不可缺少的。它们在细胞和组织内主要以化合物的形式存在。这些化合物可分为无机化合物和有机化合物两大类。无机化合物包括水和无机盐，有机化合物包括糖类、脂类、蛋白质与核酸等。上述化合物构成原生质。原生质是细胞内的生命物质。一个细胞就是一团原生质。这一小团原生质又分化为细胞质和细胞核两部分。细胞表面的原生质形成一个薄膜，称为细胞膜。细胞由细胞膜、细胞质和细胞核三部分组成。

存在于细胞间的物质称为细胞间质，是细胞与细胞之间的联系物质，也是维持细胞生命活动的内环境。它对细胞起着支持、保护、连结和营养作用，参与构成细胞生存的微环境。

人体细胞的形态因细胞本身的功能、发育阶段和所在环境不同而有所差别，有的呈圆形，如红细胞；有的呈多边形，如上皮细胞。

2.组织

组织是人体内由许多形态和功能相似的细胞和细胞间质组成的结构。人体的组织根据形态功能不同，可分为上皮组织、结缔组织、肌肉组织和神经组织四大类（图1-1-2）。

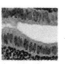

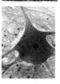

上皮组织　　肌肉组织

神经组织　　结缔组织

图1-1-2

（1）上皮组织：上皮组织覆盖于人体表面和体内各种管腔壁的内表面，由大量密集的细胞和少量的细胞间质组成，如被覆上皮、腺上皮。上皮组织具有保护、吸收、分泌和排泄等功能。

（2）结缔组织：由数量较少的细胞和大量的细胞间质组成。它的种类很多，广泛地分布于身体各部，几乎遍布所有器官，具有连接、保护、支持、营养等功能，如脂肪组织、肌腱、软骨、骨组织、血液和淋巴等。

（3）肌肉组织：由高度分化的肌细胞和少量的细胞间质构成。肌细胞细长如纤维，又称肌纤维。肌细胞具有收缩和舒张的功能。肌肉的收缩和舒张可完成各种运动，如肠、血管及肢体运动。按形态结构和功能的不同，肌肉分为平滑肌、骨骼肌和心肌三大类。

（4）神经组织：由神经元（神经细胞）、神经胶质和少量细胞间质组成，存在于脑、脊髓和周围神经系统中。神经元是神经组织的主要成分，具有感受刺激、传导神经冲动和整合信息的能力，是神经系统结构与功能的基本单位。神经胶质对神经元起支持、营养、保护和绝缘的作用。神经受刺激后能产生兴奋，并传导兴奋，对人体的各种生理功能具有调节作用。

3.器官

器官是指不同组织经发育分化，并相互结合构成特定形态和特定功能的结构。例如，心脏就是循环系统中的一个器官，其心腔的内皮由上皮组织构成，心壁则主要由心肌组成，还含有一些结缔组织和神经组织。

4.系统

不同的器官结合起来，完成某一项功能就是系统。人体共有八大系统，包括运动系统、呼吸系统、消化系统、循环系统、内分泌系统、泌尿系统、神经系统和生殖系统。

三、人体的基本生理特征和生理功能调节

1.人体的基本生理特征

人体具有新陈代谢、兴奋性、生殖等基本生理特征，其中新陈代谢是其他基本特征的基础。

新陈代谢是人体与外界环境之间物质和能量的交换，以及人体内物质和能量的转化过程。人体内物质和能量的转化过程，也是人体自我更新的过程。它是生命存在的必要条件，也是各细胞、组织、器官生理活动的基础。

新陈代谢包括同化作用和异化作用。同化作用又叫合成代谢，是指人体不断从外界环境摄取营养物质，将它转化成机体自身的物质并贮存能量；异化作用又叫分解代谢，是指机体把自身的物质不断进行分解，把分解产生的废物排至体外，并在物质分解时释放能量，满足机体生命活动的需要。通常情况下，物质分解时释放能量，物质合成时吸收能量。后者所需要的能量正是由前者提供，因此，两者是密切不可分割的。一般来说，成年人的同化作用和异化作用大体上相互平衡，儿童正处于生长发育期，同化作用一般大于异化作用。人体新陈代谢与各系统功能密切相关，其中任何一种功能发生障碍，都会影响人体新陈代谢的正常进行，从而引起疾病，甚至导致死亡。

人体新陈代谢过程包含许多化学反应，这些反应之所以能在体内顺利进行，是因为有一种叫酶的生物催化剂在起作用。酶是活细胞产生的具有催化能力的蛋白质。这种催化能力称为酶的活性。人体内已发现近千种酶。人体内如果缺乏某种酶或某种酶不足，就会导致代谢紊乱，引起疾病。据统计，人类有120多种疾病与先天性代谢缺陷有关，其中不少是酶缺乏症，例如，白化病就是缺乏酪氨酸羟化酶引起的一种先天性疾病。

2.人体的生理功能调节

人体的生理功能调节主要包括神经调节、体液调节和自身调节三个方面。神经调节是指通过反射,对各器官功能活动的调节,其特点是:迅速、局限和短暂。体液调节是由体内内分泌腺所分泌的各种激素来完成的,这些激素通过血液循环运送到全身各处,调节人体的新陈代谢、生长、发育、生殖等基本功能。器官、组织、细胞的自身调节是指不依赖于神经或体液调节而产生的适应性调节。例如,肌肉收缩力量在一定范围内与收缩前肌纤维的长度(初长)成正比,初长加大时收缩力量也增大。自身调节的范围较小,也不够灵敏,但仍有一定的意义。

思考 与 练习

一、选择题

1.人体的结构由表及里可分为(　　)。

　　A.皮肤、肌肉、骨骼　　　　　　　　　B.皮肤、肌肉

　　C.肌肉、骨骼　　　　　　　　　　　　D.皮肤、骨骼、肌肉

2.由排列紧密的上皮细胞和少量的细胞间质组成的是(　　)。

　　A.上皮组织　　　　B.肌肉组织　　　　C.神经组织　　　　D.结缔组织

3.脂肪组织、软骨属于(　　)。

　　A.上皮组织　　　　B.肌肉组织　　　　C.结缔组织　　　　D.神经组织

4.下列不属于器官的是(　　)。

　　A.肺　　　　　　　B.胃　　　　　　　C.腺上皮　　　　　D.肾脏

5.学前儿童处于生长发育期,一般来说同化作用(　　)异化作用。

　　A.小于　　　　　　B.大于　　　　　　C.等于　　　　　　D.不确定

二、判断题

1.细胞是构成一切生物的基本单位,人类也不例外。(　　)

2.器官是人体形态、结构的基本单位。(　　)

3.酶是活细胞产生的具有催化能力的蛋白质,它的活性与温度和酸碱度有关。(　　)

4.细胞是由细胞膜、细胞质、细胞核三部分组成。(　　)

5.具有保护、吸收、排泄和分泌等功能的是上皮组织。(　　)

三、简答题

人体的基本形态包括哪几部分?

任务二 身体八大系统和感觉器官的卫生保健

知识梳理

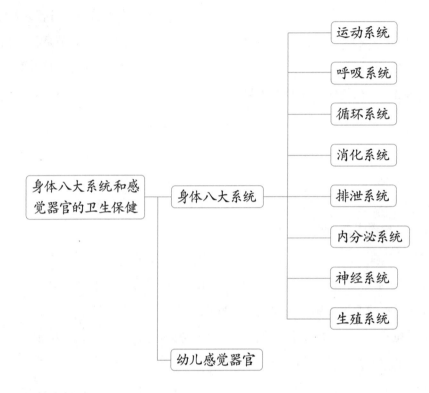

案例导入

唐老师每天都会和幼儿一起做早操,托幼机构的早操按照年级从高到低依次进行,不同年级的早操编排各不相同,幼儿运动时动作或呆萌或可爱,且不同年级的幼儿在运动时表现出明显的差异。

思考:

(1)幼儿的身体结构与成人一样吗?

(2)不同年龄阶段的孩子为什么动作会有明显的差别?

(3)成长过程中身体各系统会发生什么样的变化呢?

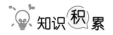

一、身体八大系统

（一）运动系统

人体各种姿态和运动都是在神经系统支配下，由运动系统完成的。运动系统由骨、骨连结和骨骼肌组成。

1.幼儿运动系统的特点

1）柔软的骨

（1）幼儿的骨还没有生长发育完全，容易发生损伤和变形。

骨主要由有机物和无机物组成。有机物赋予骨弹性、韧性，无机物赋予骨硬度。相比成人的骨，幼儿的骨中有机物含量相对较多，无机物含量较少。因此，幼儿的骨较成人柔软，易弯曲，也易发生变形。但同时他们的骨韧性较大，不易发生骨折。一旦发生骨折，通常犹如植物的青嫩枝条，折而不断，因此，被称为青枝骨折。青枝骨折愈合不当，则易出现骨畸形。随着幼儿年龄的增长，骨内的无机物逐渐增加，骨的硬度也随之增强。

幼儿时期缺乏钙质或维生素D会引起骨变形、佝偻病等，如胸廓会因缺钙造成鸡胸，影响心、肺的功能和发育；如果学会走路的幼儿缺钙，柔软的腿骨受到体重作用后会发生变形，从而造成O形腿或X形腿。

（2）软骨未骨化完全。

出生后，人体内部分软骨将骨化为硬质骨。软骨骨化的发生部位主要位于腕部、脊柱、骨盆等。整个骨化过程直到20~25岁才能完成。

①腕骨：腕骨共有8块，新生儿的腕骨全部为软骨。腕骨的骨化在6~10岁发展明显，到10~14岁骨化完成。在骨化完成以前，幼儿的手腕力量小，容易受损。因此，应避免让幼儿提、拿过重的物品，也不要过度使用腕部进行活动，如长时间写字、弹钢琴、打网球等。

近年来，不少家长热衷于为孩子测骨龄。测定骨龄时，一般将手及腕部作为代表部位，主要通过照X光片，观察骨化中心的出现、形态等，以此判断骨龄。不过骨龄的判断不能绝对化，应综合考虑骨龄的变异范围以及被检查者的种族、地区、性别等差异。

②脊柱：人体脊柱有4个生理弯曲，到1岁左右全部出现。幼儿脊柱软骨部分较多，弯曲不固定，直到18~25岁才能完全固定。幼儿时期的不良姿势易导致脊柱畸形，要注意积极预防。

③骨盆：由髋骨、骶骨、尾骨组成。其中，髋骨由3块骨愈合而成，幼儿的髋骨一般到

20~25岁才完全骨化成完整的一块。如果幼儿从高处往硬地上跳,未完全骨化的髋骨遭受冲击,易发生错位。人体骨盆受到损伤后会影响膀胱和生殖系统的正常功能和生长发育。

（3）骨的生长速度快,易修复,易再生,骨由外而内有三个结构:骨膜、骨质和骨髓。

幼儿的骨含有较厚的骨膜及丰富的血管,骨膜内的成骨细胞会影响骨的生长及再生。幼儿新陈代谢旺盛,骨愈合能力较强。成人骨折后一般需要2~3个月愈合,幼儿则只需要1~2个月就能痊愈。

2）骨连结

骨连结分为直接连结和间接连结。直接连结主要包括韧带连结、软骨结合、骨结合三种形式。间接连结即是我们常说的关节。

韧带是连接骨与骨的纤维组织,能加强关节的稳定性,以免关节间发生移位和损伤。若过度弯曲韧带,可导致韧带的扭伤。

幼儿的关节灵活性较大,在外力作用下关节较易脱臼。如幼儿的肩关节有关节盂浅、关节囊和韧带较松弛等特点,因此,幼儿的手臂可以做各种方向的运动,但如果用力过猛或者悬吊时间过长等,则容易引起肩关节脱臼。除脱臼外,幼儿还易因过度弯曲脊柱引起脊髓损伤,在其参加跳舞等活动时,要特别注意保护工作。

足弓的形成一般在4~6岁。幼儿足弓周围的韧带较松、肌肉柔嫩,若幼儿肥胖或长时间负重、站立、行走,都易造成扁平足。

3）骨骼肌

（1）幼儿骨骼肌含水较多,供能物质较少,易疲劳。

肌肉收缩时需要消耗能量,肌肉中会储存大量能迅速供给能量的物质——糖原。肌糖原的存储量与锻炼的多少有关。幼儿肌肉中水分含量较多,肌糖原储存较少,肌肉收缩能力较差,活动一段时间就容易疲劳。但通过活动后的休息、睡眠,幼儿可以迅速消除疲劳。

（2）幼儿骨骼肌发育与神经中枢发育有关。

神经中枢关系着幼儿的各器官发育。其中,控制大肌肉群的神经中枢发育早,它控制着大腿、手臂等肌肉活动。幼儿1岁左右学会走路,3岁左右四肢活动已较协调,奔跑、跳跃基本不费力。而小肌肉群如手指、腕部肌肉的发育相对较晚,3~4岁时幼儿握笔仍有一定困难,到5岁后小肌肉群发育完善,因此,中、大班的幼儿能较好地完成框内涂色的任务。

2.幼儿运动系统的卫生保健

1）培养正确的坐、立、行姿势

学前儿童在坐、立、行时应该有正确的姿势,即"坐有坐相、站有站相",这不仅是为了美观,更是为了保证学前儿童身心健康发育。不良体态如驼背、严重脊柱侧弯,会使学前儿童胸壁畸形,脊柱变形,影响学前儿童心、肺发育,也容易使学前儿童产生自卑感,影响健全人格的形成。

正确的坐姿是:整个身体的姿势保持自然状态,上身正直,两肩同高,不驼背、不耸肩,胸部不靠在桌子上,胸部脊柱不向前弯,脚自然地放在地面上,小腿与大腿成直角。

正确的站姿是:头端正,两肩平,挺胸收腹,肌肉放松,双手自然下垂,两腿站直,两足并行,前略分开。为防止骨骼变形,形成良好体态,需注意以下几点:①婴儿不宜过早坐、站,不宜睡软床和久坐沙发;②托幼园所应配备与学前儿童身材相适应的桌椅;③教师要随时纠正学前儿童坐、立、行中的不正确姿势,并为学前儿童做出榜样。

正确的行姿是:走路时挺胸抬头,双眼平视前方,不弯腰驼背,不乱晃身子。

2)合理地组织体育锻炼和户外活动

体育锻炼和户外活动可促进全身的新陈代谢,加速血液循环,使肌肉更健壮有力,刺激骨的生长,使身体长高,并促进骨中无机盐的积淀,使骨更坚硬。户外活动时,学前儿童接受温度、湿度和气流的刺激,可增强机体的抵抗力;适量接受太阳光的照射,可促进身体维生素D的合成以预防佝偻病。

根据学前儿童的年龄特点,选择合适的运动方式及运动量,使学前儿童全身得到锻炼,但不宜开展拔河、长跑、踢球等剧烈运动,也不宜让学前儿童长时间站立。

3)保证充足的营养和睡眠

蛋白质、钙、磷、维生素D都能促进骨的钙化和肌肉的发育,应供应充足的营养,让学前儿童多晒太阳,并保证充足的睡眠,以促进学前儿童运动系统的正常生长发育。

4)衣服和鞋子应宽松适度

学前儿童不宜穿过于紧身的衣服,以免影响血液循环。衣服应宽松适度,若过于肥大,则影响运动,易造成意外伤害。鞋的大小要合脚,鞋头应宽松,鞋腰应稍硬,鞋底要有一定高度(1~1.5 cm),但不宜穿高跟鞋。如果鞋过小则会影响足弓的正常发育。学前儿童走路时不可过度负重,站立和行走时间不宜过长,以防形成扁平足。

5)注意安全,预防意外事故的发生

在组织活动时,要做好运动前的各项准备工作,避免用力过猛牵拉学前儿童手臂,否则容易导致脱臼和肌肉损伤。女孩不宜从高处往硬的地面上跳,以免髂骨、耻骨和坐骨发生移位,影响骨盆发育和成年后的生育功能。还要注意的是,学前儿童不宜拎过重的东西,手做精细动作的时间宜短。

（二）呼吸系统

1.呼吸系统的组成（图1-2-1）

1）鼻

鼻是呼吸道的起始部分。幼儿鼻腔窄小，没长鼻毛，鼻泪管特别短，易患泪囊炎、结膜炎和上呼吸道疾病。

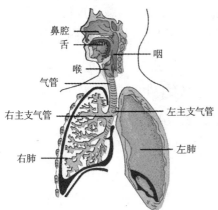

图1-2-1

2）咽

咽是呼吸道和消化道的共同通道。幼儿咽鼓管较短且平，易患中耳炎。

3）喉

喉是呼吸道的一部分，也是发音器官。会厌软骨控制着喉的入口和气管。幼儿喉腔狭窄，声带不够坚韧，声音易嘶哑，有炎症易引起呼吸困难。

4）气管、支气管

气管上接喉的下方，下在胸腔内，分为左主支气管和右主支气管。气管和支气管管壁覆盖的黏膜分泌的黏液有抑菌和抗病毒作用。幼儿气管、支气管黏膜柔嫩，黏液分泌少，易发炎。

5）肺

肺是呼吸系统的主要器官，是气体交换的场所。呼吸的频率与年龄和性别有关。幼儿肺容量较成人小，呼吸表浅，每次呼吸量少，因此，幼儿年龄越小，呼吸频率越快。各年龄段的呼吸频率见表1-2-1。

表1-2-1 各年龄段的呼吸频率

年龄	新生儿	1~3岁	4~7岁	10~14岁	成人
呼吸频率（次/分）	40~44	25~30	22左右	20左右	16~18

2.幼儿呼吸系统的卫生保健

1）培养幼儿良好的卫生习惯

首先，要让学前儿童养成用鼻呼吸的习惯，充分发挥鼻腔的保护作用。其次，要教育学前儿童不要用手挖鼻孔，以防鼻腔感染或鼻出血。最后，要教会学前儿童擤鼻涕的正确方法，方法是：轻轻捂住一侧鼻孔，擤完，再擤另一侧。擤鼻涕时不要太用力，不要把鼻孔全捂上使劲地擤。擤鼻涕时用力过大，就可能把鼻腔里的细菌挤到中耳、眼、鼻窦里，引起中耳炎、鼻泪管炎、鼻窦炎等疾病。还要教

呼吸系统的卫生保健

育学前儿童养成打喷嚏时用手帕捂住口、鼻，不随地吐痰，不蒙头睡觉等好习惯。

2）保持室内空气新鲜

新鲜的空气里病菌少并含有充足的氧气，能促进人体的新陈代谢，有利于学前儿童呼吸系统健康，使学前儿童情绪饱满，心情愉快。因此，室内应常开窗，通风换气。

3）加强体育锻炼和户外活动

经常参加体育锻炼和户外活动，可以加强学前儿童呼吸肌的力量，促进胸廓和肺的正常发育，增加肺活量，还能提高学前儿童呼吸系统对疾病的抵抗力，降低呼吸道疾病的发病率。

组织学前儿童进行体育锻炼时，应注意配合动作，自然而正确地加深呼吸，使肺部充分吸进氧气，排出二氧化碳。

4）保护学前儿童声带

说话、唱歌主要是声带及肺的活动。教师应选择适合学前儿童音域特点的歌曲和朗读材料，每句不要太长，音调不要过高或过低，唱歌或朗读的过程中要适当安排休息，以防声带过分疲劳。要避免学前儿童大声唱歌或喊叫，鼓励他们用自然、优美的声音唱歌、说话，成人与学前儿童说话不要太大声，要教会学前儿童听到过大的声音时捂耳或张口。当学前儿童咽部有炎症时，应减少发音，直至完全恢复。

5）严防异物进入呼吸道

培养学前儿童安静进餐的习惯，吃饭时不要哭笑打闹，教育学前儿童不要边吃边玩，以免食物呛入呼吸道。年龄小的孩子吃东西时不能整吞，否则食物容易滑入气管，引起气管阻塞，造成生命危险。学前儿童因吃果冻、汤圆等滑溜食物导致气管堵塞的事时有发生。胸肌不发达、呼吸时几乎看不到胸部运动的学前儿童，要特别注意。不要让学前儿童玩扣子、硬币、玻璃球、豆类等小东西，教育他们不要把这些小物件或花生、瓜子等放入鼻孔。

（三）循环系统

1.幼儿循环系统的特点

1）血液循环系统

血液循环系统是一个密封的、连续性的管道系统，由血液、心脏和血管组成。血液存在于心脏和血管中，由血浆和血细胞组成。血液具有多方面的功能。机体所需要的氧气和养料的供应，以及在代谢过程中所产生的二氧化碳和各种代谢废物的排出，都要通过血液的运输来实现。血液还对入侵机体的微生物、病毒、寄生虫，以及其他有害物质发生反应，保护机体免遭损害。

血液循环

血细胞分为红细胞、白细胞和血小板三种。红细胞的主要功能是运输氧气和二氧化碳,这种功能是通过其主要成分血红蛋白来完成的。白细胞能吞噬病菌,当白细胞数量少于正常值时,机体抵抗力降低,容易感染疾病。白细胞数目明显增多,则反映机体已有病菌感染。血小板的主要功能是促进止血和加速血液凝固。

（1）血液。学前儿童年龄越小,血液量相对越多。这对学前儿童的生长发育是有利的。

学前儿童血液中血浆含水分较多,含凝血物质（纤维蛋白、钙等）较少,因此,学前儿童出血时血液凝固得较慢。新生儿出血,需8～10分钟凝固;学前儿童出血,需4～6分钟凝固。学前儿童血液中红细胞数目和血红蛋白数量不稳定,红细胞中含血红蛋白的数量较多,并具有强烈的吸氧性,这有利于学前儿童的新陈代谢。

5～6岁学前儿童血液中的白细胞数量和成人接近,但中性粒细胞（机体防御和保护功能较强）较少,而防御功能较差的淋巴细胞较多。因此,这个时期的学前儿童抵抗疾病的能力较差,易感染疾病。

（2）心脏。心脏是血液循环的动力器官。心脏位于胸腔内,形状似桃子。心脏通过收缩、舒张把血液送至全身。

心脏内部有四个腔,即左心房、左心室、右心房、右心室。房室之间有瓣膜,只向一个方向开放,可以确保血液沿着一个方向流动,以防止血液反流。

学前儿童心脏的体积比例相较成人的大。学前儿童心肌薄弱,心腔小,心排出量少,而新陈代谢旺盛,身体组织需要更多的血液供给,因此,学前儿童心脏每分钟搏动的次数多即心率快。由于神经调节不完善,学前儿童心收缩的节律不稳定,表现为脉搏节律不齐,10岁左右心律才较稳定。

正常情况下,心率和脉搏是一致的。学前儿童的脉搏易受到各种内外因素,如进食、运动、哭闹、发热等的影响,因此,应在学前儿童安静时测量脉搏。凡脉搏显著增快,睡眠时不减缓者以及在劳累、走路时出现口周发绀、紫绀、心慌气短等表现者,应怀疑是否有器质性心脏病,并及时就医。

（3）血管。血管有三类,即动脉血管、静脉血管和毛细血管。动脉血管是血液从心脏流向全身所经过的管道,分布在身体较深的部位。静脉血管是把血液从身体各部送回心脏的血管。毛细血管则是连通最小动脉和静脉之间的血管。

学前儿童血管的内径相较成人的粗,心肌供血充分,毛细血管丰富,血流量大,供氧充足。学前儿童血管比成人短,血液在体内循环一周所需要的时间短,对学前儿童生长发育和消除疲劳都有良好的作用。

血液在血管中流动时对血管壁的压力称为血压。心脏收缩时,血液流动对血管壁的最高压力称为收缩压。心脏舒张时,血液流动对血管壁的最低压力称为舒张压。学前儿童血管壁薄、弹性小,因此,年龄越小,血压越低,这与学前儿童心脏收缩力较弱、心脏排血量较少、动脉管径较大等也有关。给学前儿童测量血压应在其绝对安静时进行。

2)淋巴系统

淋巴系统是循环系统的一个组成部分,是血液循环的辅助系统,包括淋巴管、淋巴结、脾、扁桃体等。淋巴系统的主要功能是运输淋巴液入静脉,是静脉回流的辅助装置。此外,淋巴结、扁桃体和脾还有生成淋巴细胞、清除体内微生物等有害物质和生成抗体等免疫功能。学前儿童淋巴系统发育较快,淋巴结防御和保护功能比较显著,表现在幼儿时期常有淋巴结肿大的现象。扁桃体在4~10岁时发育达到高峰,而14~15岁就开始退化,因此,扁桃体炎是幼儿期常见的疾病。幼儿园应经常检查学前儿童的淋巴结和扁桃体,在进行晨、午间检查时,应把扁桃体的检查作为重要内容之一,以便及时发现异常,尽早给予治疗。

2.幼儿循环系统的卫生保健

1)保证营养,防止贫血

幼儿生长发育迅速,血液总量增加较快,因此,所需补充的造血原料也相应较多,合成血红蛋白需要铁和蛋白质,缺乏铁可导致缺铁性贫血。维生素B_{12}和叶酸虽然不是直接的造血原料,但它们与红细胞的发育成熟有关,因此,人体若缺少它们,可导致营养性巨幼红细胞贫血。综上,应纠正学前儿童挑食、偏食的坏习惯,适当增加含铁和蛋白质较为丰富的食物,如猪肝、瘦肉、大豆等,以防止贫血。

2)合理安排学前儿童的一日活动

在组织学前儿童的一日活动时,要注意动静交替、劳逸结合,避免长时间精神过度紧张,使心脏保持正常的功能。要保证学前儿童充足的睡眠,因为安静时血流量比活动时少,可以减轻心脏的负担。

3)组织体育锻炼,增强体质

组织学前儿童参加适合年龄特点的体育锻炼和户外活动,可促进血液循环,增强心脏造血功能,使心肌粗壮结实,收缩力加强,提高心肌的工作能力,增强心脏的功能。因此,应注意让学前儿童每天有体育活动时间,但对不同年龄、不同体质的学前儿童应安排不同时间、不同强度的活动,避免长时间的剧烈活动以及要求憋气的活动。若学前儿童运动量过大,心跳过速,反而会减少每次心搏的血液输出量,表现为面色苍白、心慌、恶心、大汗,严重时会晕厥。运动前做好准备活动,结束时做整理活动,剧烈运动时不可立即停止,以免造成大脑暂时性缺血而晕厥。剧烈运动后不宜立即饮用大量的开水，以免过多的水分被吸收进血液而增加心脏的负担。如果运动时出汗过多，可让学前儿童喝少量的淡盐开水，以维持体内无机盐的平衡。

4）学前儿童的衣着要宽大舒适

窄小的衣服会影响血液的流动和养料、氧气的供给，因此，学前儿童的衣服应宽大舒适，以保证血液循环的畅通。

5）预防传染病和放射性污染

学前儿童血液中含有的吞噬病菌的白细胞较少，抗病能力差，易患传染病。因此，要关心他们的起居和活动，预防各种传染病，从而避免因各种传染病引起的其他疾病。此外，学前儿童生病发烧时一定要卧床休息，以减轻身体负担。某些药物和放射性污染会危害学前儿童的造血器官，也要注意预防。

6）预防动脉硬化应始于学前儿童

预防动脉硬化关键在一个"早"字，帮助学前儿童养成有利于健康的饮食习惯非常重要。学前儿童膳食应控制胆固醇和饱和脂肪酸的摄入量，同时宜少盐，口味"淡"，这将使学前儿童受益终身。

7）避免过度或突然的刺激

过度或突然的刺激会影响学前儿童身体各器官的正常功能，因此，要为学前儿童提供轻松、和谐的生活环境，避免过度或突然的刺激。

（四）消化系统

1.幼儿消化系统的特点

消化系统由消化道和消化腺组成。消化管包括口腔、咽、食管、胃、小肠、大肠和肛门；消化腺包括唾液腺、胃腺、肠腺、胰腺和肝脏。消化腺具有分泌各种消化液的功能，消化液内含有能使食物消化分解的物质消化酶，如唾液中的淀粉酶、胃内的胃蛋白酶、胰腺产生的胰淀粉酶等。

1）牙齿

牙齿是人体最坚硬的器官，分为牙冠、牙颈和牙根三部分。牙齿主要由牙本质构成。

功能：咀嚼、磨碎食物，使食物和消化液混合，同时还能辅助发音。

牙齿发育始于胚胎期第6周，5岁出齐20颗乳牙；6岁开始换恒牙；乳牙易生龋齿；乳牙的咀嚼、咬啃对恒牙的正常萌出有重要作用。

2）食管

功能：一是推进食物入胃，二是防止食物反流。

婴儿食管呈漏斗状，控制能力差；幼儿食管较短、窄，易受损伤。

3）胃

功能：暂时贮存食物，并初步消化食物。

幼儿胃容量较小，胃壁肌肉薄，伸展性和蠕动功能较差，胃液分泌量少，消化能力弱。因此，为幼儿选配食物及确定每餐的间隔时间时，应考虑不同年龄幼儿的胃容量，科学制订幼儿食谱，需少量多餐。

4）肠

小肠的功能：将食物中的大分子有机物分解成可吸收的小分子。

大肠的功能：贮存经消化吸收后剩余的食物残渣。

幼儿肠的吸收能力比消化能力强，利于生长发育，但肠蠕动能力比成人弱，易便秘。

5）肛门

功能：排出食物残渣形成的粪便。

6）唾液腺

功能：消化淀粉食物（淀粉酶），杀灭口腔细菌（溶菌酶），保护胃黏膜（黏蛋白）。

幼儿唾液分泌较少，口腔较干燥。

7）肝脏

功能：分泌胆汁，促进肠液和胰液对脂肪的消化；代谢、贮存养料和解毒。

幼儿肝脏相对较大，但分泌的胆汁较少，对脂肪的消化能力差。幼儿肝脏的解毒能力较差，用药剂量应比成人小；易受细菌病毒的侵害。同时，幼儿糖原贮存较少，受饿易发生低血糖。

8）胰腺

功能：分泌胰液进入小肠，中和胃酸，保护肠黏膜，帮助消化。调节血糖浓度，保持血糖相对稳定。

幼儿胰腺很不发达，易受气候和疾病影响，引起消化不良。

消化道各器官的关系及其与消化腺的相互关系：食物进入口腔经牙齿磨碎，再由食管到胃，在胃内暂时贮存并初步消化后进入小肠，小肠消化吸收营养物质，剩余的食物残渣进入大肠，大肠进一步吸收利用后形成，粪便并由肛门排出。整个消化吸收的过程均需要消化腺分泌的消化液参与。

2.幼儿消化系统的卫生保健

1）保护牙齿

口腔是人体消化系统的第一关，牙是咀嚼的工具。乳牙要使用6～10年，因此，必须贯彻预防为主的方针，具体做到以下四点。

（1）预防龋齿，定期检查。并非只有恒牙才会发生龋齿，学前儿童的乳牙更容易受损。原因是乳牙钙化程度低，耐酸性能差，而学前儿童所吃食物软、黏稠、糖分高，易产酸，加上婴幼儿睡眠时间长，口腔较多处于静止状态，唾液分泌少，自洁能力差，利于细菌生长，龋齿发病率高。因此，学前儿童要注意少吃甜食，吃甜食后及时漱口或刷牙；定期检查牙齿，应每半年检查一次，发现龋齿，及时进行适当的处理。

（2）做好口腔卫生。首要的是养成学前儿童早晚刷牙、饭后漱口的习惯。要教会学前儿童正确的刷牙方法——顺着牙齿上下刷。应为学前儿童选择刷头小和刷毛较软、较稀的牙刷。从2岁开始就应逐渐养成早晚刷牙的习惯。

（3）勤咀嚼，不吃过冷、过热的食物。学前儿童应常吃含纤维较多的食物，如蔬菜、水果、粗粮等，可以清洁牙齿。咀嚼是预防牙列畸形的较有效、较自然的方法之一。

（4）纠正某些不良习惯。为保证学前儿童牙齿的正常发育，防止牙列不齐，应注意不要让他们吸吮手指、托腮、咬下嘴唇、咬手指甲、咬其他硬物如铅笔和尺子等。

2）建立合理的饮食制度，培养良好的卫生习惯

消化器官与身体其他器官一样，活动是有规律的，因此，学前儿童不宜暴饮暴食，应少吃多餐，养成定时定量进餐的习惯。学前儿童的饭菜应新鲜、无污染、营养丰富且易于消化。注意饮食的清洁卫生，饭前便后要洗手，平时还要注意做好学前儿童的食品、食具、物品、玩具的消毒，防止病从口入。应培养学前儿童细嚼慢咽、不吃汤泡饭、少吃零食及不挑食的好习惯。饭后擦嘴、漱口，吃完零食及时漱口，不要边吃边说笑，更不要边玩边吃零食。

3）饭后不做剧烈运动

适当参加一些体育运动和体力劳动，能促进消化，增进食欲，但是饭后剧烈运动会抑制消化，也易导致阑尾炎。饭前应安排学前儿童进行室内较安静的活动。饭后宜轻微活动，不宜立即午睡，最好组织学前儿童散步（15～20分钟）和再午睡。

4）培养学前儿童定时排便的习惯

让学前儿童养成定时排便的习惯，婴儿过了半岁，便可以培养定时排便的习惯，最好早饭后排便，不要让学前儿童憋着大便，以防形成习惯性便秘。组织学前儿童经常参加运动，

多吃蔬菜、水果,搭配粗粮,多喝开水,预防便秘。

(五)排泄系统

1.幼儿排泄系统的特点

1)泌尿系统

泌尿系统包括肾脏、输尿管、膀胱和尿道。肾脏是主要的泌尿器官,形状似蚕豆,左右各一,与输尿管相通。尿液在肾脏内形成,通过输尿管,流入膀胱暂时贮存。肾脏以尿的形式排出大量的各种代谢终产物,如果肾功能发生障碍,代谢的终产物将积聚在体内,破坏体内电解质、酸碱平衡,最终发展成尿毒症。

学前儿童泌尿器官正处于生长发育过程中,因此,他们的肾脏中不起作用和不成熟的肾单位较多,肾脏的贮备能力差,调节机制不够成熟,喂养不当、疾病或经常处于紧张、应激状态,易出现不适现象。学前儿童患肾病后,不仅损害肾功能,而且影响肾的发育。

学前儿童输尿管长而弯曲,管壁肌肉弹力纤维发育差,容易扩张尿道造成尿潴留及尿道感染。特别是女童,尿道较短,黏膜薄嫩,尿道外口显露且接近肛门,易受细菌污染。有些男童有包茎,藏垢后易引起上行性泌尿系统感染,因此,保持阴部卫生,能有效预防泌尿系统疾病。

学前儿童膀胱肌肉层较薄,弹性组织发育不完善,所以贮尿功能差,排尿次数较多,且年龄越小,主动控制排尿的能力越差,常遗尿。

2)皮肤

皮肤覆盖在身体表面,有厚薄之分,手掌和足底的皮肤最厚,眼皮等处的皮肤较薄。皮肤由表皮、真皮和皮下组织构成,具有保护、调节体温、感受刺激和排出废物等功能。毛发、皮脂腺和汗腺是皮肤的附属器官。

学前儿童皮肤面积相对较大,从皮孔蒸发的汗液是成人的两倍。皮肤水分多,约占体内水分的13%,而成人只占7%。皮肤薄嫩,偏碱性,保护功能差,易受损伤和感染。皮肤中毛细血管丰富,流经皮肤的血流量比成人多,皮肤表面积也比成人大。同时,神经系统对体温的调节还不够稳定,因此,皮肤调节体温的能力较差;在外界温度变化时,往往难以适应,这是学前儿童易患感冒的原因之一。

2.幼儿排泄系统的卫生保健

1)培养学前儿童及时排尿的习惯

(1)在组织活动及睡觉之前均应提醒学前儿童排尿,但注意不要太频繁,否则会影响正常的贮尿功能而引起尿频。

（2）不要让学前儿童长时间憋尿，这样不仅难以及时清除废物，还容易引发泌尿道感染。

（3）不要让学前儿童长时间坐便盆，以免影响正常的排尿反射。

（4）对于有尿床习惯的学前儿童，应做好遗尿的防范工作，为其安排合理的生活制度。一旦发生尿床，应及时为学前儿童更换内裤，切勿处罚。注意提醒学前儿童不要渴急了才喝水，保证充足的饮水可以减少泌尿系统感染的发生。

2）保持会阴部卫生，预防泌尿道感染

（1）每晚睡前应给学前儿童清洗会阴部，要有专用毛巾、脸盆，毛巾用后消毒，厕所、便盆要每天洗刷，定期消毒。不要让学前儿童穿开裆裤，教育他们不要坐地。

（2）教会学前儿童擦屁股的正确方法，即由前往后擦，以保持会阴部的清洁。

（3）注意防止个别学前儿童玩耍生殖器。

（4）每天适量喝水，既可满足机体新陈代谢的需要，又可通过排尿起到清洁尿道的作用。

3）保持皮肤的清洁

保护皮肤最重要的方法是保持皮肤的清洁。实验表明，清洁的皮肤具有一定的杀菌能力。如果把副伤寒杆菌分别放在清洁和不清洁的皮肤上，10分钟后观察，清洁的皮肤上副伤寒杆菌死亡率达85%，不清洁的皮肤上副伤寒杆菌死亡率仅有5%。这说明清洁的皮肤对人体有保护作用。因此，应教育学前儿童养成爱清洁的习惯。

（1）教育学前儿童每天擦洗身体裸露的部分，如脸、颈、手、耳等。

（2）给学前儿童洗头时，应避免泡沫进入眼睛。

（3）学前儿童洗手、洗脸后应使用儿童护肤品，不宜用成人护肤品或化妆品。

（4）为学前儿童修剪指甲时，手指甲应剪成弧形，脚趾指甲应剪平，边缘稍修剪即可。

（5）学前儿童不宜烫发。

（6）在幼儿园，教师应根据学前儿童的年龄特点，培养良好的盥洗习惯，尤其是在夏天，更要注意皮肤的清洁卫生。

4）加强体育锻炼和户外活动

组织学前儿童适当地参加体育锻炼，并保证每天有一定的户外活动时间，户外活动可使他们接受阳光的照射和气温气流的刺激，从而提高他们的耐寒和抗病能力。加强"三浴"锻炼；坚持用冷水洗脸，可提高皮肤调节体温的能力，增强对冷热变化的适应性。

5）注意学前儿童的衣着卫生

学前儿童平时着装不宜过多，衣服应安全舒适，式样简单，便于穿脱，不宜戴首饰。对不同年龄的学前儿童，不同季节的衣着卫生应有不同的要求。年龄越小，体温调节能力越差，因此，冬季应主要防寒保暖，夏季要注意防暑降温，不仅要少穿，还要注意内衣衣料要易于通风透气，不用透气性差、吸湿性差的料子，以免皮肤受排泄物的刺激而发生皮肤病。

6）预防和及时处理外伤

学前儿童活泼好动，由于缺乏生活经验，很容易引起外伤。教师应对学前儿童加强安全教育，预防事故的发生。一旦发生外伤事故，应及时给予处理。学前儿童皮肤渗透性强，易中毒，因此，还要注意避免接触腐蚀性物品。

（六）内分泌系统

1.幼儿内分泌系统的特点

1）脑垂体

脑垂体是人体最重要的内分泌腺，位于下丘脑下方，呈椭圆形。脑垂体能够分泌多种激素，主要有生长激素、促甲状腺激素、促肾上腺皮质激素、促性腺激素、催乳素等。脑垂体分泌的几类促激素能调节其他内分泌腺的活动，因而有"内分泌之王"的称号。

在上述几种激素中，生长激素对幼儿的影响非常大。生长激素能促进体内物质代谢，从而促进人体的生长。生长激素分泌不足或缺乏的幼儿会出现明显的生长障碍，身材会比正常幼儿矮小，成年后身高一般低于120 cm，这类疾病被称为侏儒症。生长激素分泌过多的幼儿过度生长，食欲亢进，身材高大，可达2 m以上，这类疾病被称为巨人症。

2）甲状腺

甲状腺是人体最大的内分泌腺，位于气管上端甲状软骨两端，呈蝴蝶形。甲状腺分泌甲状腺素，甲状腺素的主要功能是促进物质与能量的代谢，从而促进幼儿的生长发育。碘是甲状腺合成甲状腺素必不可少的原料。

胎儿或婴幼儿期甲状腺素不足，会影响婴幼儿神经系统和骨骼的发育，发生呆小症（克汀病）。呆小症的主要症状为身材矮小，下肢短，智力障碍。甲状腺素分泌过多会发生甲状腺功能亢进，简称"甲亢"。甲亢患者会出现极度兴奋，注意力不集中，眼球外凸，出汗，进食和大便次数增多，但同时体重减轻的病症。

3）胰腺

胰腺位于胃的正后方，形似手枪。胰腺中由胰岛负责分泌激素，分泌的激素主要有胰岛素和胰高血糖素。胰岛素和胰高血糖素的主要功能是调节体内糖、蛋白质和脂肪的代谢，维持正常的血糖水平。胰岛素负责促进合成代谢，降低血液中糖的含量；胰高血糖素则负责促进分解代谢，使血糖升高。

缺乏胰岛素会使血糖浓度超过正常值，一部分血糖就会随尿液排出体外，形成糖尿病。糖尿病患者的典型症状是"三多一少"，即多饮、多食、多尿、体重减轻。反之，胰岛素过多，患者会出现低血糖，主要症状有头晕、乏力、面色苍白、四肢酸软无力，严重者意识模糊甚至昏迷。

4）松果体

松果体位于中脑前丘与丘脑之间，呈圆锥形。松果体在幼年时比较发达，到青春期时松果体则开始逐渐萎缩并钙化。

松果体主要分泌褪黑素。褪黑素又称为黑素细胞凝集素，俗称脑白金。其主要功能是促进睡眠和抑制性腺发育。褪黑素的分泌与光照密切相关，松果体会根据眼球感受到的光量决定褪黑素的分泌量。在黑暗的环境下，褪黑素分泌较多，促使人进入睡眠状态。褪黑素还可抑制性腺活动，防止性早熟。

2.幼儿内分泌系统的卫生保健

1）组织好学前儿童的睡眠

人的身高既受遗传因素的影响，又受后天环境的影响。垂体分泌生长激素，一昼夜间，生长激素的分泌并不均匀。学前儿童在夜间入睡后，才大量分泌生长激素。因此，孩子长个子主要是在夜间睡眠状态下。睡眠时间不够、睡眠不安都会影响孩子的身高，使遗传的潜力不能充分发挥。幼儿园要组织好学前儿童的睡眠，使他们睡眠时间充足，睡得踏实。

2）安排好学前儿童的膳食

碘是合成甲状腺素的原料。若缺碘，除了脖子粗，最大的危害是影响学前儿童的智力发育，引起听力下降、语言障碍等。因此，学前儿童的伙食中要注意补碘，如食用加碘盐，多吃海带、海鱼等，以保证他们对碘的正常需要。

3）预防性早熟

性早熟是指女童8岁前、男童9岁前呈现第二性特征发育的异常性疾病，是学前儿童内分泌系统的常见发育异常现象。女童主要表现为乳房发育，月经初潮。男童主要表现为阴茎增长，声音变粗。性早熟会影响学前儿童的最终身高，易造成心理障碍。近年来，性早熟患儿比例逐年上升，要注意预防，如饮食科学、合理，避免使用营养品和成人美容用品，避免食用含激素的蔬菜、水果、饮料和动物性食品。

（七）神经系统

1.幼儿神经系统的特点

1）中枢神经系统发育不均衡

人在出生时脑干和脊髓已经基本发育成熟，保证人体具有基本的生理功能，以维持生命活动。其他部分发育较晚。如幼儿小脑在1岁左右开始发育，3～6岁逐渐发育成熟，四肢活动也逐渐协调。幼儿大脑随大脑神经之间的联系增加而发育迅速，并在8岁左右接近成人脑发育水平。

2）脑需氧量大，受氧气和血糖影响大

脑的新陈代谢需要氧气参与。幼儿脑的耗氧量约占全身用氧的一半，成人仅占 1/4。幼儿容易因脑缺氧而造成身体不适，长期缺氧会影响脑部发育，导致智力发育障碍。

葡萄糖是脑部神经活动的唯一供能物质，来源于碳水化合物的分解。幼儿较成人易发生低血糖，出现低血糖相关症状，如头晕、注意力不集中等，严重者可能出现休克。因此，幼儿的饮食中要注意碳水化合物的摄入。

2.幼儿神经系统的卫生保健

1）制定和执行合理的生活制度

幼儿园应根据学前儿童解剖生理特点，为不同年龄的学前儿童安排好一天的活动时间和内容。丰富的活动，特别是适合学前儿童年龄特点的体育锻炼，能促进大脑的发育，提高神经系统反应的灵敏性和准确性。活动内容和方式应注意动静结合，使大脑皮质的神经细胞能轮流工作和休息，避免疲劳。

学前儿童生活的环境应空气新鲜，以确保学前儿童发育对氧气的需求。总之，生活有规律，养成良好的习惯，使学前儿童大脑皮质在兴奋与抑制过程中有规律地交替进行，可以更好地发挥神经系统的功能。

2）保证充足的睡眠

睡眠可使中枢神经系统、感觉器官和肌肉得到充分的休息。睡眠是一种保护性抑制，睡眠时脑组织的能量消耗减少，而且睡眠时脑垂体分泌的生长激素多于清醒时的分泌量，因此，睡眠与幼儿的生长发育关系密切。长时间睡眠不足会影响学前儿童身体和智力的发育。年龄越小，神经系统越脆弱，所需要的睡眠时间就越多，体弱的学前儿童更应睡眠充足，因此，幼儿园要培养学前儿童午睡和夜间按时睡眠的习惯。

3）提供合理的营养

学前儿童脑组织增长十分迅速，需要给予充足的营养补充。此外，脑细胞活动需要消耗大量的能量,这也需要供给充足的能源物质。营养是大脑发育的物质基础,充足的营养能促进脑的发育,营养不良则会给脑的发育带来不良的影响,使高级神经活动发生障碍,表现为学习时注意力涣散、记忆力减退、反应迟钝、语言发展缓慢等。因此,应为学前儿童提供优质蛋白质、脂类、无机盐等,以保证学前儿童神经细胞发育的数量及质量。

4)创造良好的生活环境,使学前儿童保持愉快的情绪

心情舒畅、精神愉快是学前儿童身心健康发展的基本保证。情绪不愉快、精神过于压抑都会抑制脑垂体的分泌活动,使学前儿童消化不良,生长发育迟缓,心理不能得到健康发展。幼儿教师要坚持正面教育,不伤害学前儿童的自尊心;不歧视有缺陷的学前儿童;严禁体罚或变相体罚学前儿童。

5)开发右脑,协调左右脑

"人有一个头,但有两个脑袋",这是神经生理学家对大脑研究成果的一种形象概括。大脑两半球的功能是不同的,各具特点。左脑半球主要通过语言和逻辑来表达内心世界,负责理解文学语言以及数学运算。右脑半球主要通过情感和形象来表达内心世界,负责鉴赏绘画、欣赏音乐、欣赏自然风光、凭直觉观察事物、把握整体等。开发右脑是学前儿童知识积累的基础,能提高学前儿童的观察力和思考力,因此,要有意识地加强左侧肢体的锻炼。应让学前儿童多参加体育游戏和全身性运动,这样能促进学前儿童脑的发育,提高神经系统反应的灵敏性和准确性。让学前儿童多动手,在活动中"左右开弓",两手同时做手指操、进行攀爬和做各种基本体操,还应注意让学前儿童尽早使用筷子进餐,学会使用剪刀、玩串珠子游戏等,以更好地促进大脑两半球的均衡发育。

(八)生殖系统

生殖是生物繁衍后代,保证种族延续的重要生命过程。生殖系统可分为外生殖器官和内生殖器官两部分。男性外生殖器官主要有阴茎和阴囊;内生殖器官有睾丸、附睾、输精管、精囊、射精管和前列腺等。女性外生殖器官主要有大阴唇、小阴唇、阴蒂和前庭大腺等;内生殖器官有输卵管、子宫、阴道及卵巢。

学前儿童的生殖系统发育缓慢,进入青春期后发育迅速。

1)学前儿童时期是性心理发育的关键时期

3岁左右,学前儿童会发现男女之间的一些差异,例如,男孩和女孩小便的姿势不同,对"我是怎么来的"之类的问题感兴趣。

学前儿童时期是形成性角色、发展健康性心理的关键期。教师应注意对学前儿童进

行科学的、系统化的性教育，使他们形成正确的性别自我认同，提高自我保护意识，防范性侵害。

2）保持外生殖器的卫生

培养学前儿童每天清洗外阴的习惯，要有专用毛巾和盆，不要用洗脚水洗外阴，毛巾要经常消毒、晾晒；若学前儿童出现玩弄生殖器的现象或出现习惯性擦腿动作，成人不要责骂他们，要以有趣的事情转移其注意力，并认真查明原因，如因内裤过紧引起的，要给学前儿童换上宽松舒适的内裤；如因蛲虫病等疾病引起，则要积极治疗疾病。

如果在幼儿期出现性发育征象，则要考虑是否为内分泌疾病，或是滥服"补药"等带来的后果。

二、幼儿感觉器官

1.视觉器官（眼）

1）注意用眼卫生

幼儿用眼时环境光线要适宜，光线不宜太暗或太亮，以免损伤眼睛。幼儿用眼姿势要端正，眼睛和桌面的距离控制在30 cm左右。注意控制幼儿用眼时间，每次不宜超过30分钟，避免过度疲劳。幼儿读物要字体大小适宜、图案清晰，内容适宜年龄阶段。

2）发展辨色能力

幼儿辨别色彩的能力还在逐步发展。为幼儿准备的玩具颜色要鲜艳、多彩。成人要教会幼儿区别相近的颜色。

3）定期检查视力

幼儿视力宜半年检查一次，以便及时发现幼儿的视力问题，这对早期治疗很有帮助。平时也要关注幼儿的行为举止，如经常发生无故摔跤、眯眼视物等问题要加以重视。

2.听觉器官（耳）

1）注意用耳卫生

幼儿听力敏锐，要注意保护。托幼机构的环境以安静为宜，播放音乐和广播时控制音量，并教育幼儿不要大喊大叫。叮嘱家长给幼儿清洁外耳道时不要过于用力，以免损伤外耳道或者鼓膜。

2）发展听觉能力

托幼机构应当经常组织发展听力的活动，如欣赏音乐，聆听动物叫声、风声、雨声等，对幼儿的听觉分化很有好处。

3）预防耳科疾病

中耳炎是危害幼儿听力健康的一大杀手，及时发现幼儿的听力异常，并教会幼儿擤鼻涕的正确方法是很重要的。日常生活中，要防止幼儿的外耳道异物，洗头、游泳后要清洁外耳道积水，注意教育幼儿不要将物体塞入耳中。

思考与练习

一、选择题

1. 大约（ ）岁，人体的骨化过程完成。

   A. 10~15   B. 15~20   C. 20~25   D. 25~30

2. 幼儿咽鼓管比较短，并且呈水平位，故幼儿易患（ ）。

   A. 泪囊炎   B. 中耳炎   C. 结膜炎   D. 咽喉炎

3. 幼儿（ ）支气管较直，支气管异物亦以（ ）为多见。

   A. 右侧，右下肺   B. 左侧，左下肺

   C. 左右侧，双肺   D. 右侧，双肺

4. 幼儿血液中含（ ）较多，含（ ）较少，因此，幼儿出血时血液凝固得较慢。

   A. 凝血物质，水分   B. 水分，凝血物质

   C. 水分，红细胞   D. 凝血物质，红细胞

5. 幼儿血液中有吞噬细菌作用的（ ）较少，因此，抗病能力差，易感染疾病。

   A. 红细胞   B. 白细胞   C. 血红蛋白   D. 胶原蛋白

二、判断题

1. 教幼儿擤鼻涕时，告诉幼儿要两边鼻子一起用力擤，这样才能把鼻子里的脏东西擤出来，避免感染。（ ）

2. 幼儿期常有淋巴结肿大和扁桃体发炎是非常正常的。（ ）

3. 因为安静时所需要的血液量比活动时少，对减轻心脏负担有利，因此，必须保证幼儿充足的睡眠，什么时候睡都不要紧。（ ）

4. 幼儿乳牙萌出过程中，恒牙还没开始发育。（ ）

5. 幼儿摄取的食物过于细致，不利于牙齿的生长发育。（ ）

三、简答题

简述呼吸系统的卫生保健。

模块二 学前儿童的生长发育及健康评价

▷ 1.了解学前儿童健康检查的重要性及基本内容。

▷ 2.掌握学前儿童生长发育评价的基本方法。

▷ 3.能够根据学前儿童的生长发育数据进行简单的评价分析。

任务一 学前儿童的生长发育

知识梳理

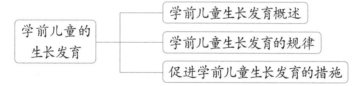

案例导入

小明，男，4岁，就读于某幼儿园中班。最近，老师发现小明在班级中的身高和体重都明显低于同龄儿童，而且食欲不佳，经常挑食、偏食。同时，小明的父母也反映他晚上睡眠不好，容易惊醒。

思考：

（1）请分析小明可能存在哪些生长发育问题？

（2）针对小明的情况，你认为应该采取哪些措施来促进他的生长发育？

知识积累

学前儿童生长发育是儿童成长过程中的重要阶段,它不仅关乎儿童的身体成长,更是心理、社会性和情感发展的重要基础。在这个阶段,儿童的身体各系统、器官都在迅速发育,身高、体重等生理指标快速增长,同时,他们的认知能力、情感表达和社会交往能力也在不断发展。因此,了解和掌握学前儿童生长发育的特点和规律,对促进儿童的健康成长具有重要意义。本任务将深入探讨学前儿童生长发育的各个方面,包括生理变化、心理发展以及影响因素等,旨在为家长、教育工作者和保育人员提供科学、实用的指导和建议,共同为儿童的健康成长保驾护航。

一、学前儿童生长发育概述

1.生长发育的概念

生长发育是指个体从有生命开始到成熟期间身体各组织、器官、系统的形态结构、功能特征以及心理、智力、行为等方面所发生的质和量的变化。这一过程是连续且有序的,反映了儿童体内、体外环境的相互作用。

生长发育的
年龄特点

2.生长发育的年龄特点

1)胎儿期的特点与保健

胎儿期是指从受精卵形成到出生前的阶段。在这个阶段,胎儿的各器官系统逐渐分化形成,营养需求和母体环境对胎儿的生长发育具有重要影响。孕妇应保持良好的生活习惯,定期进行产前检查,确保胎儿的健康发育。

2)新生儿期的特点与护理

新生儿期是指出生后的第一个月。在这个阶段,新生儿需要适应外界环境,逐渐建立自己的生物钟和饮食习惯。护理人员应注意保暖、喂养和卫生等方面的工作,确保新生儿的健康成长。

3)婴儿期的生长发育特点

婴儿期是指出生后的第一年到满两岁。在这个阶段,婴儿的生长发育迅速,学会了抬头、翻身、爬行等基本动作,并开始发展语言和社交能力。保育人员应根据婴儿的特点和需求,提供适当的玩具和游戏,促进婴儿的全面发展。

4)幼儿期的生长发育特点

幼儿期是指满两岁到入学前的阶段。在这个阶段,幼儿的身体机能逐渐完善,学会了跑、跳等基本运动技能,语言表达能力也得到提高。保育人员应注重培养幼儿的自理能力和社交技能,为入园做好准备。

5)学前期的生长发育特点

学前期是指幼儿入园后到入学前的阶段。在这个阶段,儿童的智力发展迅速,好奇心强,喜欢探索和学习新事物。保育人员应提供丰富的教育资源和环境,满足儿童的求知欲和探索欲,促进儿童的全面发展。

3.生长发育的重要性

学前阶段是儿童生长发育的关键时期,这一时期的生长发育不仅关系到儿童的身体健康,更对其未来的智力、性格、社交能力等多方面产生深远影响。以下是学前儿童生长发育的重要性的具体阐述。

1)奠定健康基础

学前儿童的生长发育是其整个生命周期中最为迅速和关键的阶段。这一时期的营养摄入、运动锻炼等都会直接影响儿童的身高、体重、骨骼发育等生理指标,为其未来的身体健康奠定坚实的基础。

2)影响智力发展

学前儿童的大脑发育处于关键期,良好的生长发育环境有助于促进儿童的大脑发育和神经网络的形成。充足的营养、丰富的感官刺激、适量的运动锻炼等都能有效促进儿童的智力发展。

3)塑造性格品质

学前儿童的性格品质正在逐渐形成,这一时期的生长发育环境会对儿童的性格塑造产生重要影响。例如,家庭氛围和谐与否、教育方式得当与否等都会影响儿童的性格发展。

4)增强适应能力

学前儿童通过与周围环境的互动,逐渐培养出适应环境的能力。生长发育良好的儿童往往具有更强的适应能力,能够更好地适应未来的学习和生活。

5)促进社交能力

在学前阶段,儿童开始与同龄伙伴进行更多的社交互动。生长发育良好的儿童通常具有更好的社交能力,能够更好地融入集体,与他人建立良好的人际关系。

6)培养运动习惯

学前期正是养成运动习惯的关键时期。适量的运动锻炼不仅可以促进儿童的生长发育,还能培养其良好的运动习惯,为未来的健康生活打下坚实基础。

7）预防疾病风险

学前儿童的生长发育状况与其未来的疾病风险密切相关。良好的生长发育状况有助于降低儿童未来患各种疾病的风险，如肥胖、心血管疾病等。

8）养成良好习惯

学前阶段是儿童养成各种生活习惯的关键时期。良好的生长发育环境有助于培养儿童良好的生活习惯，如规律的作息、健康的饮食等，这些习惯将对学前儿童的一生产生积极影响。

4.影响学前儿童生长发育的因素

学前儿童生长发育受到多种因素的影响，这些因素综合作用于学前儿童的身心发展，塑造其未来的成长轨迹。以下是影响学前儿童生长发育的主要因素。

1）遗传因素

遗传是儿童生长发育的物质基础和前提条件，对儿童身高、体重、骨骼结构等方面具有显著影响。例如，父母的高矮、胖瘦以及身材比例等都可能遗传给儿童，尤其是在身高方面，遗传因素的影响较为深远。

2）营养因素

营养是学前儿童生长发育的重要因素。营养不良或营养过剩都可能对儿童的生长发育产生不良影响。保证儿童摄入均衡的营养，特别是蛋白质、维生素和矿物质等关键营养物质，对儿童的生长发育至关重要。

3）环境因素

环境因素包括家庭环境、社会环境和学前教育环境等，都对儿童的生长发育产生影响。例如，家庭氛围、居住条件、生活环境等都可能影响儿童的身心发展。此外，社会隔离、城市化进程等社会因素也可能对儿童的社交和心理发展造成影响。

4）运动因素

适量的运动、锻炼有助于促进儿童的生长发育，提高身体素质。蹦跳等运动量稍大的运动可能更能促进儿童的生长发育，同时也有助于促进儿童的食欲和睡眠。

5）睡眠因素

良好的睡眠习惯对儿童的生长发育具有重要意义。睡眠不足或无规律可能影响生长激素的分泌，进而影响儿童的身高和体重等指标。

6）情绪因素

情绪因素如压力、焦虑等会影响儿童的神经内分泌系统功能，间接影响生长发育。因此，减轻儿童的心理负担，营造轻松愉快的成长氛围，有利于促进儿童的身心健康和生长发育。

7）疾病因素

某些疾病如慢性疾病、营养不良性疾病等可能对儿童的生长发育产生不良影响。及时预防和治疗这些疾病，有助于保障儿童的生长发育顺利进行。

学前儿童生长发育受到多种因素的影响，包括遗传、营养、环境、运动、睡眠、情绪和疾病等。为了保障儿童的健康成长，家庭和社会应关注这些因素的综合作用，为儿童提供一个良好的生长环境，促进其全面健康发展。

二、学前儿童生长发育的规律

学前儿童的生长发育是一个复杂而有序的过程，它遵循一定的规律。了解这些规律有助于我们更好地照顾和教育儿童，帮助他们健康成长。以下是学前儿童生长发育的主要规律。

1.连续性与阶段性

学前儿童的生长发育是一个连续不断的过程，同时也在不同的年龄阶段呈现出不同的特点。每个阶段都有其独特的生长速度和发育重点，例如，婴儿期的体重和身高增长迅速，而幼儿期则更注重语言和运动能力的发展。

2.各器官发育不均衡性

学前阶段，儿童的各个器官和系统发育速度并不相同。例如，神经系统的发育相对较早且迅速，而生殖系统则较为滞后。这种不均衡性使得儿童在不同时期对某些疾病或环境因素的敏感程度也不同。

3.生长发育顺序性

学前儿童的生长发育遵循一定的顺序，通常是从上到下、从中心到边缘。例如，儿童首先学会抬头、翻身，然后是坐、爬、站、走等动作。这种顺序性反映了儿童身体各部位发育的成熟度和协调性。

4.个体差异性

尽管学前儿童的生长发育遵循一定的规律，但每个儿童之间的发育速度和特点都存在个体差异。这种差异受遗传、环境、营养等多种因素的影响。因此，在评价儿童的生长发育时，应考虑个体差异的存在。

三、促进学前儿童生长发育的措施

1.合理营养

提供均衡的饮食,确保儿童摄取足够的蛋白质、脂肪、碳水化合物、维生素和矿物质。根据儿童的年龄和体重,合理安排餐次和食物量,避免过饱或过饿。注意食物的多样性和新鲜性,鼓励儿童多吃蔬菜、水果和粗粮。

2.适当运动

鼓励儿童参加户外活动和体育锻炼,如跑步、跳跃、球类运动等,以促进骨骼和肌肉的发育。安排适合儿童年龄和兴趣的运动项目,如游泳、舞蹈、体操等,以提高身体素质和协调性。合理安排运动时间和强度,避免过度疲劳或受伤。

3.良好作息

建立规律的作息时间,保证充足的睡眠时间,有利于生长激素的分泌和骨骼的生长。避免熬夜和不良的睡眠习惯,如睡前过度兴奋、看电视或玩电子游戏等。为儿童创造舒适的睡眠环境,保持安静、温暖和通风。

4.心理关怀

关注儿童的情绪变化,及时给予关爱和支持,帮助他们建立积极的情绪状态。鼓励儿童表达自己的想法和感受,培养他们的沟通能力和自信心。为儿童提供丰富多彩的活动和游戏,促进他们想象力和创造力的发展。

5.社会交往

鼓励儿童与同龄儿童交往,培养他们的社交能力和合作精神。为儿童提供与不同年龄段和背景的人交往的机会,拓宽他们的视野和社交圈子。教育儿童尊重他人、友善待人,培养良好的道德品质和社会行为。

6.定期监测

定期对儿童的生长发育进行监测和评估,包括身高、体重、头围等指标。

根据监测结果及时调整养育和教育策略,确保儿童得到科学的养育和教育。如发现儿童存在生长发育迟缓或其他问题,应及时就医并接受专业治疗。

7.安全教育

教育儿童注意安全,避免意外伤害的发生。为儿童提供安全的生活和学习环境,如安装防护栏、避免锐利物品等。教会儿童基本的自救和互救技能,提高其安全意识。

💡 思考 与 练习

一、选择题

1.父母的身高、体型属于（　　）因素,可影响学前儿童的生长发育。

　　A.物质　　　　　　B.内在　　　　　　C.外在　　　　　　D.内外在

2.学前儿童（　　）系统发育得最早,（　　）系统发育得最快,生殖系统在学前期发育极慢,到青春期才迅速发育。

　　A.运动,呼吸　　　B.神经,淋巴　　　C.循环,内分泌　　D.排泄,神经

3.有的学前儿童腿长,有的学前儿童腿短,这体现了学前儿童生长发育的（　　）。

　　A.程序性　　　　　B.阶段性　　　　　C.个体差异性　　　D.协调性

4.手脚变大,个子长高属于（　　）。

　　A.发育　　　　　　B.生长发育　　　　C.成熟　　　　　　D.生长

5.（　　）决定生长发育的可能性,（　　）决定生长发育的现实性。

　　A.种族,营养　　　　　　　　　　　　B.性别,生活制度

　　C.母亲的健康状况,体育锻炼　　　　　D.遗传,环境

二、判断题

1.学前儿童从不会走到会走是无顺序衔接的,具有跳跃性。（　　）

2.生理的缺陷不会影响学前儿童心理的正常发育。（　　）

3.父母的素质、家庭经济状况和早期智力开发等,都会影响学前儿童的生长发育。

（　　）

三、简答题

学前儿童身心发展的规律有哪些?

任务二 学前儿童的健康检查及生长发育评价

知识梳理

学前儿童的健康检查及生长发育评价
- 学前儿童健康检查的概念
- 学前儿童健康检查的内容与方法
- 学前儿童生长发育评价的标准与策略
- 学前儿童健康检查及生长发育评价的意义

案例导入

小红是一名5岁的学前儿童，最近参加了一次幼儿园组织的健康检查。在这次检查中，医生对小红的身高、体重、视力、听力等进行了全面的评估，并给出了相应的评价和建议。

请根据以下情况，对小红的健康检查结果进行分析，并给出合理的生长发育评价。

身高和体重：小红的身高为105 cm，体重为18 kg。根据同龄儿童的生长发育标准，小红的身高和体重均在正常范围内。

视力：医生发现小红的视力稍微有些下降，左眼视力为0.8，右眼视力为0.9。医生建议家长注意调整小红的学习环境，减少使用电子设备的时间，并定期进行视力检查。

听力：小红的听力正常，无异常表现。

牙齿：小红的乳牙已经基本长齐，但有几颗牙齿排列不整齐。医生建议定期进行口腔检查，并注意养成良好的口腔卫生习惯。

思考：

(1)根据上述信息，请你对小红的生长发育情况进行评价。

(2)针对小红的视力问题，你认为家长应该采取哪些措施？

(3)除了视力问题，小红在健康检查中还存在哪些潜在的健康风险？请提出相应的建议。

(4)你认为幼儿园在组织健康检查时应该注意哪些方面，以确保检查的准确性和有效性。

知识积累

学前儿童的健康检查及生长发育评价是幼儿园卫生保健工作的重要组成部分。通过定期的健康检查和生长发育评价，可以及时发现儿童在生长发育过程中出现的问题，为儿童提供有针对性的保健措施，促进其健康成长。本任务将详细介绍学前儿童健康检查的内容、方法及生长发育评价的标准和策略。

一、学前儿童健康检查的概念

学前儿童健康检查是指对学龄前儿童进行的系统性身体检查与评估，旨在了解儿童的生长发育状况、营养状况、感知能力、智力发展以及潜在的健康问题。通过健康检查，可以及时发现并干预可能影响儿童健康成长的因素，为儿童的全面发展提供科学依据。

二、学前儿童健康检查的内容与方法

1.健康检查的内容

学前儿童健康检查的内容主要包括身体检查、心理行为评估、营养状况评估等方面。具体项目包括身高、体重、头围、胸围、视力、听力、牙齿、心肺功能、脊柱发育等。此外，还需关注儿童的心理行为表现，如情绪稳定性、社交能力等。

2.健康检查的方法

（1）身体检查：采用专业的测量工具和方法，对儿童的各项身体指标进行测量和评估。例如，使用身高尺测量身高，使用体重秤测量体重等。

（2）心理行为评估：通过观察、问询、问卷等方式，了解儿童的心理行为状况。例如，通过游戏、绘画等活动观察儿童的情绪稳定性和社交能力。

（3）营养状况评估：结合儿童的饮食习惯和体格检查结果，评估其营养状况是否均衡。如有需要，可进行血液检测或膳食调查等。

三、学前儿童生长发育评价的标准与策略

1.生长发育评价标准

学前儿童生长发育评价的标准通常基于国家卫生部门制定的儿童生长发育参考标准。这些标准根据儿童的年龄、性别、地域等因素制定，包括身高、体重、头围等指标的正常范围。通过比较儿童的实际测量值与标准值，可以评估其生长发育水平。

学前儿童生长发育评价的标准与策略

2.生长发育评价策略

（1）定期监测：建立儿童生长发育档案，定期记录其身高、体重等指标的变化情况。通过长期监测，可以及时发现儿童生长发育的异常情况。

（2）综合评价：结合身体检查、心理行为评估和营养状况评估的结果，对儿童的生长发育水平进行综合评价。同时，关注儿童的个体差异，为每个儿童提供个性化的保健措施。

（3）及时反馈：将评价结果及时反馈给家长和幼儿园老师，让他们了解儿童的生长发育状况。对于存在问题的儿童，提供有针对性的指导和建议，促进其健康成长。

四、学前儿童健康检查及生长发育评价的意义

学前儿童健康检查及生长发育评价具有以下重要意义：①及时发现儿童生长发育过程中的问题，为早期干预提供依据；②促进儿童健康成长，提高其身体素质和心理素质；③加强家园合作，共同关注儿童的健康成长；④为幼儿园卫生保健工作提供科学依据，促进幼儿园卫生保健工作的规范化和专业化。

学前儿童的健康检查及生长发育评价是幼儿园卫生保健工作的重要组成部分。因此，幼儿园应重视健康检查及生长发育评价工作，确保每个儿童都能得到充分的关注和照顾。

思考与练习

一、判断题

1.学前儿童健康检查是指对学龄前儿童进行的系统性身体检查与评估，旨在了解儿童的生长发育状况、营养状况、感知能力、智力发展以及潜在的健康问题。（　　）

2.学前儿童健康检查的内容不包括关注儿童的心理行为表现。（　　）

3.制定学前儿童生长发育评价标准不需要考虑儿童的年龄、性别、地域等因素。（　　）

二、简答题

1.简述学前儿童生长发育评价策略的内容。

2.简述学前儿童健康检查及生长发育评价的意义。

模块三 学前儿童的营养与膳食卫生

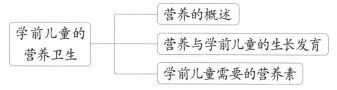 学习目标

▷ 1.熟悉人体所需的六大营养素的概念,以及它们的功能、获取方式和缺乏症。

▷ 2.能运用理论知识分析实际案例,对幼儿的营养摄入进行监控。

▷ 3.关注并重视学前儿童的营养状况,以促进幼儿的健康成长为己任。

任务一 学前儿童的营养卫生

知识梳理

学前儿童的营养卫生 ┬ 营养的概述
　　　　　　　　　├ 营养与学前儿童的生长发育
　　　　　　　　　└ 学前儿童需要的营养素

案例导入

请看看营养过剩和营养不良幼儿的照片,然后谈谈你看了照片之后的感想。

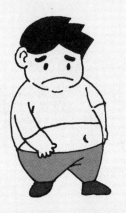

营养过剩

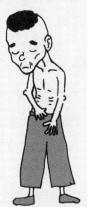

营养不良

知识积累

营养是学前儿童健康的物质基础，营养不仅能补充生命活动和生活、游戏、学习过程中消耗的能量，还能保证学前儿童正常发育的需要。因此，保持平衡、良好的营养状况是学前儿童最重要的保健措施，幼儿园必须科学、合理、卫生地安排学前儿童的膳食，以促进他们的健康成长。

一、营养概述

1.营养的概念

营养是指机体摄取、消化、吸收和利用食物的整个过程，也可用来表示食物中营养素含量的多少和质量的好坏。合理营养能够促进健康，营养缺乏和营养平衡失调则可引起疾病。

2.营养素及其作用

营养素对人体的作用主要表现在以下三个方面：第一，修补旧组织，增生新组织；第二，供给能量；第三，调节生理活动。

学前儿童生长发育迅速，新陈代谢旺盛，所需的各种营养素和热能相比成人更多。为了保证学前儿童体格的成长和功能的正常发展，防止疾病，增强抵抗力，必须为他们供给丰富的营养。

每日通过膳食向学前儿童机体供给一定数量的各种营养素，称为每日膳食营养素供给量；用来维持机体正常生理功能所必需的最低数量，称为营养素的需要量，低于这个数量，机体不能保持健康。供给量是在保证机体正常生理功能需要的基础上，参照饮食习惯和食物供应情况而确定的最适宜的数量，一般比所需量更充裕，应随食品生产的不断发展加以调整和改善。

3.能量

能量是人体进行生理活动和生活活动所需的动力来源，人体每时每刻都在消耗能量。人体所需能量是食物中的热源营养素，即糖类、脂肪和蛋白质在机体内氧化产生的。机体摄入和消耗的能量通常用热量单位［千卡（kcal）（也称大卡）］表示。目前国际单位和中国法定计量单位中以焦耳为热量单位，它们的换算关系是：

$$1\ kcal = 4\ 185.85\ J$$

1）人体热能的消耗

学前儿童所需的能量主要用在以下几方面。

（1）基础代谢：人体在空腹、静卧、清醒及18~25 ℃的环境下，用以维持基本生命活动时机体的能量需要量，包括维持体温、肌肉张力、循环、呼吸、肠蠕动、腺体活动等。婴幼儿时期基础代谢的能量需要量占总能量的60%。学前儿童基础代谢的能量需要量比成人高20%左右。

（2）食物的特殊动力作用：也可称为食物的代谢反应，是指机体消化和吸收食物时所需的能量。三种主要营养素的特殊动力作用各不相同，以蛋白质的特殊动力作用最大。

（3）活动所需：肌肉活动的能量消耗是集体能量消耗的主要部分，与活动量大小、活动时间及动作的熟练程度有关。学前儿童随着动作的发育，活动量不断增加，动作所需能量也逐渐增加。

（4）生长发育所需：学前儿童所特有的需要。生长发育所需的能量与生长速度成正比，生长越快，能量需要越多。1岁以内婴儿生长最快，所需能量占总能量的25%~30%。

（5）排泄的消耗：摄入的食物不能完全被吸收，部分未经消化、吸收的食物随排泄物被排至体外，需要消耗能量。

2）学前儿童所需热能

学前儿童基础代谢快，生长发育迅速，如果膳食中总能量长期供给不足，营养素就不能很好地发挥效能，使他们发育迟缓，体重降低，并易患病。总能量长期供给过多时，也有潜在的不良影响，如引发肥胖症，提早发生高血压等疾病等，对儿童一生健康不利。因此，应使能量的供给与消耗保持平衡。营养学家建议，学前儿童膳食中三大产热营养素要保持适当的比例，在每日总热量摄入中，糖类占55%~60%，脂肪占25%~30%，蛋白质占12%~15%。

二、营养与学前儿童的生长发育

学前儿童正处于生长发育的旺盛时期，每天必须从膳食中摄取足够的营养物质和热量，才能满足身体发育，修补组织，维持体内各种生理活动的需要。学前儿童若长期缺乏脂肪及蛋白质等营养物质，便会患营养不良症，表现为精神不佳、食欲缺乏、体重下降等。

营养不均衡可产生营养不良，营养不良是一种营养失衡状态，包括营养不足或缺乏和营养过剩，不仅严重影响学前儿童的生长发育，而且会影响成人后的体质和健康状态。学前儿童若长期喂养不当、饮食习惯不良以及患病等，便可能引起营养不良症。

1.营养不良影响学前儿童的身体发育

营养不良会影响学前儿童的身体发育，使发育迟缓，生长缓慢，比同年龄人矮小，精神不振, 反应迟钝, 对学前儿童的身心造成极大的危害, 严重的会引起各种疾病, 甚至导致死亡。

学前儿童的骨骼正处于骨化时期, 如果长期营养缺乏, 尤其是缺乏钙、磷、维生素D等营养素, 就会影响骨骼的生长和愈合。例如, 两名6岁学前儿童, 一名营养状况良好, 另一名则长期营养缺乏。结果前者骨骼发育相当于7岁的幼儿, 而后者只相当于2~3岁的幼儿, 智力考核上也相当于他们的骨骼年龄。但营养过剩则会导致学前儿童体重超标、患龋齿率上升、出现性早熟, 对心理发展也具有消极影响。

2. 营养不良影响学前儿童的智力和行为

有研究表明, 如果婴儿出生6个月内严重营养不良, 大脑皮质神经元突触的数目将减少30%~40%, 脑细胞将减少20%, 这种脑结构的缺陷, 会造成大脑发育不良并导致智力障碍。

营养不良对学前儿童行为的影响与智力障碍有关, 患儿主要表现为注意力不集中, 容易精神涣散, 运动神经不发达, 运动能力差, 感觉器官也不协调, 如听、读不能同时进行, 从而导致他们的学习能力和学习行为较差。

营养不良对学前儿童的生长发育造成极大伤害, 如超量食用动物性蛋白质和脂肪, 长期饮食超热量, 会使大量脂肪堆积, 引发肥胖, 严重的会导致成年后患高血压、糖尿病、冠心病的概率大大增加。因此, 合理的营养能促进学前儿童正常发育和身体健康。

三、学前儿童需要的营养素

蛋白质、脂肪、糖类、无机盐、维生素和水等六大类营养素均是学前儿童所需的营养素。其中蛋白质、脂肪、糖类是三大产热能的营养素。

蛋白质

1.蛋白质

1) 蛋白质的生理功能

（1）构成组织。蛋白质是构成人体细胞和组织的主要成分, 约占体重的20%。人体细胞的不断更新、旧组织的修补都需要蛋白质。

（2）调节生理功能。人体中许多具有重要生理作用的物质, 如催化体内化学反应的酶、调节代谢的许多激素都是由蛋白质构成的。

（3）增强抵抗力。保护人体机制的抗体就是各种蛋白质或由蛋白质衍生而成的物质, 缺少时机体抵抗力会降低。

（4）提供热能。蛋白质是三大产热营养素之一。蛋白质分解代谢还能给人体提供能量。

此外，人体内多种物质的运输、体液酸碱度的调节、遗传信息的传递等都与蛋白质有密切关系。

2）蛋白质的组成和营养价值

（1）蛋白质的组成。蛋白质是由多种氨基酸组成的，常见的氨基酸有20种，氨基酸分为必需氨基酸和非必需氨基酸两类。必需氨基酸是指人体必不可少，而体内又不能自行合成或合成速度远不能适应机体需要，必须由食物蛋白质供给的氨基酸。对成人而言，必需氨基酸共有8种，即异亮氨酸、亮氨酸、赖氨酸、甲硫氨酸、苯丙氨酸、苏氨酸、色氨酸和缬氨酸。学前儿童生长发育时期还要增加一种组氨酸。由于组氨酸不能在学前儿童体内合成，完全依靠食物供给，属于必需氨基酸，因此对于学前儿童而言，必需氨基酸有9种。

非必需氨基酸是指可以在体内自行合成，不一定要由食物供给的氨基酸。对于学前儿童而言，这类氨基酸约有11种。

（2）蛋白质的营养价值。蛋白质营养价值的高低，取决于所含氨基酸的种类、数量及比例是否符合人体需要。动物蛋白质所含氨基酸的种类、数量和比例都较接近人体蛋白，容易被人体吸收和利用，称为优质蛋白质，如禽、畜及鱼类等的肉、蛋、奶等食物中所含的蛋白质，其中90%的必需氨基酸可被机体所吸收。植物蛋白质，除豆类外，因含必需氨基酸种类不全，故营养价值较低，属于非优质蛋白质。

将几种营养价值较低的植物蛋白质混合食用，使所含氨基酸的种类、含量得以互相补充，从而提高混合食物的营养价值，称为蛋白质的互补作用。由此可见，学前儿童的饮食应丰富多样，以提高他们所摄取蛋白质的营养价值。

3）蛋白质的食物来源

动物性食物中含蛋白质较丰富的有乳类、蛋类、肉类、鱼类；植物性食物中豆类及其制品、谷类、干果类的蛋白质含量较丰富。

4）学前儿童的蛋白质需要量

学前儿童因生长构成新组织的需要，所需蛋白质较成人多，尤其是优质蛋白质。在安排学前儿童膳食时，动物性蛋白质和豆类蛋白质以占所需蛋白质总量的50%较为理想。学前儿童膳食中蛋白质所供的热能，应占总热能的12%～15%。因此，在学前儿童膳食中要保证有充足的蛋白质。

学前儿童如长期蛋白质摄取量不足，则不能满足体内蛋白质更新及生长新组织的需要，造成生长发育迟缓，体重过轻，抵抗力降低，伤口不易愈合，甚至影响智力。摄取过多，多余的蛋白质则被分解代谢，以含氮废物的形式通过肾脏随尿液排出体外，不仅造成浪费,而且还会增加肝、肾的负担。

2.脂肪

1)脂肪的生理功能

(1)供给热能。脂肪是供给热能最高的一种营养素,所占空间小,可在腹腔、皮下等处大量贮存,过多会引起肥胖。

(2)构成身体组织。脂肪是组成人体细胞的重要成分。尤其是在神经组织中,类脂质含量丰富,类脂质即使在长期饥饿时也不会被动用。它可以间接促进钙的吸收,有助于学前儿童骨骼和牙齿的发育。

(3)良好溶剂。胡萝卜素和维生素A、维生素D、维生素E、维生素K均不溶于水,只溶于脂肪或脂肪溶剂,被称为脂溶性维生素。

(4)保持体温。脂肪是热的不良导体,可阻止身体表面的散热,有助于防寒。

(5)保护内脏及神经、血管。脂肪可以保护内脏免受撞击伤害。脂肪在胃中停留时间较长,具有较强的饱食感。脂肪还能增加食物美味。

2)脂肪的组成和营养价值

脂肪分为类脂和中性脂肪,类脂包括磷脂和胆固醇,中性脂肪又称为甘油三酯,主要成分是脂肪酸,自然界中有40多种脂肪酸。脂肪酸从结构上分为饱和脂肪酸和不饱和脂肪酸,前者可在人体内合成,后者大多数须从食物中摄取。不饱和脂肪酸有促进学前儿童正常生长发育,维持神经、动脉和血液健康的作用,与学前儿童视网膜和脑部发育有关,能提高记忆力、学习及认知应答能力,因此,含不饱和脂肪酸多的油脂,营养价值高。动物脂肪中的鱼类脂肪和多数的植物油含不饱和脂肪酸较多。

3)脂肪的食物来源

脂肪主要来自动物性食物,如猪油、牛油、羊油、奶油、肥肉、乳类、蛋类、肝类、鱼类等。部分植物性食物中含量也较丰富,如豆类、花生、菜籽、芝麻及干果类食品等。植物油含维生素C丰富,奶油、鱼油消化率高,富含维生素A、维生素D。

4)学前儿童的脂肪需要量

脂肪的每日供给量,目前尚无统一规定。膳食中脂肪的摄入量受饮食习惯、季节和气候的影响,各国差异很大。我国营养学家认为,学前儿童每日脂肪供给量,一般以占每日热能总量的25%~30%为宜。如长期缺乏脂肪,会造成体重下降、消瘦、各种脂溶性维生素缺乏症,使学前儿童发育迟缓。进食脂肪过多,会引起消化不良、食欲不振,还可导致肥胖,动脉硬化、心脏和循环系统疾病。

世界卫生组织曾指出，现代医学正面临"向非传染病斗争"的新局面。心脑血管疾病和肿瘤等非传染性疾病已成为现代生活中导致人类死亡的主要"杀手"。因此，专家呼吁：防止上述疾病应从幼儿期开始，其中最重要的是保护动脉健康，从幼儿期开始，就应控制脂肪尤其是胆固醇含量高的脂肪食物摄入量。

3.糖类（碳水化合物）

1）糖类的生理功能

（1）供给热能。糖类是人体最主要的热能来源，能在体内迅速氧化，提供能量。

（2）能量贮存。糖类可以以糖原的形式贮存于肝和肌肉中，当人体需要时，首先动用的是糖原，然后才是脂肪。糖类还可以在体内转换，以脂肪的形式贮存起来。

（3）构成机体的重要物质。糖类是组成糖蛋白、黏蛋白、糖脂等不可缺少的成分。糖蛋白是细胞膜的成分之一，黏蛋白是结缔组织的重要成分，糖脂是神经组织成分之一。

（4）节约蛋白质。糖类的充足供给可以避免机体消耗过多的蛋白质作为热能来源，因此，糖类有节约蛋白质的作用，从而使体内的蛋白质储留量增加。

（5）维持内脏和神经等的正常功能。心脏的活动主要靠葡萄糖和糖原供给能量。血糖是神经系统能量的唯一来源，血糖过低会引起昏迷、休克，甚至死亡。

（6）促进肠蠕动和排空。糖类中不能被人体消化、吸收的纤维素，能促进肠道蠕动、排空，防止食物滞留在肠道中腐败产生毒素。

2）糖类的组成

糖类由碳、氢、氧三种元素构成，分为单糖（葡萄糖、果糖等）、双糖（蔗糖、麦芽糖、乳糖等）、多糖（淀粉、糖原、果胶、纤维素等）。学前儿童对蔗糖的消化能力较差，且不能吸收果胶和纤维素。

3）糖类的食物来源

糖类主要来源于食物中的谷类和根茎类，少数来自含食糖的蔬菜和水果等。

4）学前儿童的需要量

学前儿童膳食中糖类供给的热能以占总热能的55%～60%为宜。缺乏时，会引起体重减轻，血糖过低，便秘，甚至营养不良；若摄入过量，则会使脂肪积存较多，出现肥胖，免疫力下降。一般的甜食，主要成分为食糖，除了可提供热能，基本不含其他成分，多食会影响食欲，还会促使龋齿的发生。

4.无机盐

1）无机盐的生理功能

无机盐又叫矿物质，是人体的重要组成部分，也是调节生理活动、维持人体正常功能不可缺少的物质。无机盐对维持机体酸碱平衡、调节心脏及神经肌肉兴奋性均有重要作用。无机盐与学前儿童生长发育密切相关，年龄越小，越易缺乏。

人体含量较多的无机盐有钙、镁、钾、钠、磷、氯等。人体含量极少的无机盐称为微量元素，如铁、碘、锌、氟、硫等，微量元素是学前儿童生长发育中不可缺少的元素。

2）学前儿童较易缺乏的几种无机盐

（1）钙。

生理功能：①钙是构成牙齿和骨骼的主要成分，人体内99%以上的钙在骨骼和牙齿中；②钙能维持神经、肌肉的兴奋性，如血钙降低，神经、肌肉的兴奋性增强，会引起手足搐搦症；③钙离子参与凝血过程，是血液凝固的要素；④钙离子参与机体能量代谢和酶激活。

缺乏症：学前儿童缺钙，不仅会造成发育迟缓、牙齿不整齐，严重的还会引起手足搐搦症或佝偻病，成年后易发生骨质疏松。

食物来源：食物中乳类含钙量最高，且易于吸收和利用。鱼、虾、紫菜、海带、金针菜、豆类及其制品、绿叶蔬菜如小白菜、油菜、芹菜等含钙量也较高，芝麻酱含钙丰富。有些蔬菜，如菠菜、苋菜、冬笋、茭白虽含钙丰富，但草酸含量也高，会与钙形成草酸钙，难以吸收。

学前儿童的需要量：学前儿童正处在生长时期，需钙量较多，6个月以内每日需300 mg，6个月~1岁每日需400 mg，1~4岁每日需600 mg，5~6岁每日需800 mg。为学前儿童提供膳食时，多提供蛋白质、维生素D等含量丰富的食物，更有利于钙的吸收。食物中若植酸、草酸含量过高，钙的吸收率就会降低。

（2）铁。

生理功能：铁是人体营养极为重要的微量元素之一，是合成血红蛋白的主要成分，人体中60%~70%的铁在红细胞中，参与氧的输送和组织的呼吸。

缺乏症：人体内铁元素不足时可发生缺铁性贫血，导致皮肤黏膜苍白，身体乏力，影响学前儿童体格及智力的发育。

食物来源：铁主要来源于动物性食物，如肝、瘦肉、动物血、蛋黄、鱼肉等，且吸收率高；植物性食品中含铁量高的有黑木耳、海带、发菜、芝麻酱、淡菜等。绿叶蔬菜、豆类中含少量的铁，有的豆类含铁量高，但吸收率不高。乳类含铁量少，以乳类为主食的婴儿需补铁。

学前儿童的需要量: 每日需铁10 mg。

（3）锌。

生理功能: ①促进生长发育: 人体各器官组织都含有锌, 其中1/3贮存于骨骼, 1/4贮存于肝。锌参与氨基酸代谢与蛋白质合成, 能促进学前儿童生长发育, 促进创伤的愈合; ②促进性器官发育: 男性第二性特征发育及女性的生殖系统各个时期的发育都需要锌参与; ③促进消化道系统功能: 锌可作为介质影响味觉及食欲; ④促进免疫功能: 免疫球蛋白的生成、白细胞的生成及其功能, 均依赖于锌对人体物质代谢的参与; ⑤促进皮肤健康: 皮肤细胞的正常生长及其生理功能的维持均离不开锌。锌对保持头发健康也有重要作用。

缺乏症: 学前儿童缺锌表现为厌食、味觉降低, 经常发生口腔炎及口腔溃疡, 还会导致生长发育迟缓, 皮肤发黄、脱发等, 严重的会患异食癖及缺锌性侏儒综合征。

食物来源: 锌在肉类、肝脏类、鱼类、奶类及海产类食品中含量较高, 尤其以瘦肉、鱼及牡蛎为甚。植物性食物中以花生、玉米含锌量较多, 蔬菜、水果含锌很少, 谷类中的锌可利用率较低。

学前儿童的需要量: 6个月以内婴儿每日需3 mg, 1岁以内每日需5 mg, 1~7岁每日需10 mg。

（4）碘。

生理功能: ①合成甲状腺素: 碘是合成甲状腺素的主要原料; ②促进物质和能量代谢: 甲状腺素能刺激物质代谢, 使人体产生的热能增加; ③促进生长发育: 参与调节机体的新陈代谢, 促进生长发育。

缺乏症: 胎儿期缺碘可致死胎、早产及先天畸形, 新生儿和儿童期食物中如长期缺碘会引起甲状腺肿大, 严重的可导致"克汀病"（也叫"呆小症"）, 甚至致残致死。

食物来源: 海带、紫菜、海鱼等海产食品中含碘最丰富。蔬菜、肉类、蛋类、奶类及谷物中均含碘, 饮用水中也含有微量碘。食用碘盐是摄入碘的重要途径。

学前儿童的需要量: 1岁以内每日需40~50 μg, 1~3岁每日需70 μg, 4~6岁每日需90 μg。

5.维生素

维生素是维持人体正常生命活动必不可少的一类营养素, 机体需要量很少, 但自身不能合成, 只能从食物中获取。

维生素不能提供能量, 也不能构成组织, 但可以调节人体的生理功能, 与酶有密切关系。

维生素按照溶解性质, 可分为脂溶性维生素和水溶性维生素两大类。与学前儿童营养关系较密切的脂溶性维生素有维生素A、维生素D等,水溶性维生素有维生素B、维生素C等。

1)维生素A

(1)生理功能:①维持夜视功能:维生素A与正常视觉功能有关,能使眼睛对弱光敏感,在暗处视物时起作用;②维持上皮细胞的正常发育:维生素A缺乏会使上皮细胞过度角化,导致皮肤粗糙,因呼吸道上皮细胞角化,失去纤毛,易引起呼吸道感染;③提高机体免疫力。

(2)缺乏症:维生素A缺乏,可患夜盲症,在弱光下看不清东西;还可引起眼干燥症,皮肤干燥、粗糙,毛发干脆易脱落;也容易患呼吸道感染。若摄入过量维生素A可导致维生素A中毒。

(3)食物来源:维生素A只存在于动物性食品,如肾、心、肺、肝、蛋黄、乳类、鱼肝油中。植物性食品中含有维生素A原(胡萝卜素),在小肠内可转化为维生素A(转化率为50%左右)。含有胡萝卜素的食品有菠菜、胡萝卜、青椒、红心甜薯、番茄、柿子、芒果、杏等绿色、橙色蔬菜及水果等。

(4)学前儿童的需要量:1岁以内每日需200 μg,1~2岁每日需300 μg,2~3岁每日需400 μg,3~4岁每日需500 μg,5~7岁每日需750 μg维生素A当量。

2)维生素D

(1)生理功能:维生素D能增强人体对钙、磷的吸收和利用,促进骨骼和牙齿的生长,还有抗佝偻病的作用。

(2)缺乏症:学前儿童缺乏维生素D会引起佝偻病和手足搐搦症;但维生素D制剂使用过多,会引起维生素D中毒。

(3)食物来源:经常接受日照是学前儿童获得维生素D的主要来源,此外,动物肝脏、鱼肝油、蛋类、海鱼、奶油等食品中也含有一定量的维生素D。

(4)学前儿童的需要量:每日约需10 μg。

3)维生素B_1

维生素B_1为水溶性维生素,在碱性环境中极易被破坏。

(1)生理功能:维生素B_1是酶的重要组成部分,能促进糖类代谢;促进胃的排空,增进食欲;保持神经系统和心脏的正常生理功能。

(2)缺乏症:缺乏维生素B_1时可引起脚气病,主要症状为人易疲劳、腿无力、食欲不振、下肢水肿、感觉迟钝等,严重时会发生心力衰竭而死亡。

（3）食物来源：谷类、豆类、麦胚、硬果类及动物内脏、蛋类、肉类等食品中含有较多的维生素B_1。但谷类粮食麸皮中含维生素B_1最丰富，并且粗粮比精细粮食含维生素B_1多，杂粮比精米含维生素B_1多。但应注意减少烹调中的损失。维生素B_1在碱性环境中遇热极不稳定，如果在煮粥、煮豆时加碱，会破坏大部分维生素B_1。

（4）学前儿童的需要量：学前儿童每日需$0.6 \sim 1.3$ mg。

4）维生素B_2

维生素B_2为水溶性维生素，极易被日光和碱性溶液所破坏。

（1）生理功能：维生素B_2是酶的重要组成部分，能促进细胞的氧化还原反应；参与物质和能量代谢；帮助消除口腔内唇、舌的炎症。

（2）缺乏症：缺乏维生素B_2时，细胞代谢受阻，会出现多种维生素B_2缺乏症，常见的有口腔溃疡、口角炎、舌炎、唇干裂及角膜炎、脂溢性皮炎等。

（3）食物来源：动物性食物，主要是动物内脏、肉类、蛋类、乳类、鱼类中维生素B_2含量最多。植物性食物中，豆类和绿叶蔬菜、粗粮中含量较多，但谷类食物中含量少。

（4）学前儿童的需要量：每日需要量与维生素B_1相同。

5）维生素C

维生素C为水溶性维生素，极易氧化，易被碱、热、铜离子破坏。

（1）生理功能：①抗维生素C缺乏病作用：维生素C缺乏病的产生是因为胶原蛋白不能正常形成，而维生素C能促进组织中胶原蛋白的形成，维生素C是治疗维生素C缺乏病的特效药；②促进伤口愈合：维生素C缺乏时伤口愈合不良，其原因和维生素C缺乏病发生原因一样；③治疗贫血：维生素C可以促进对铁的吸收，有利于血红蛋白的合成；④保护和解毒功能：人体患重病或发生中毒时，使用维生素C是有益处的。此外，维生素C还有保护心脏、防止动脉硬化和提高免疫能力等重要作用。

（2）缺乏症：缺乏维生素C时易患维生素C缺乏病，表现为毛细血管脆弱，皮下出血；牙龈出血，溃烂；还可引起骨膜下出血，以致肢体在出血局部疼痛、肿胀。

（3）食物来源：维生素C主要来源于新鲜的水果和蔬菜。柑橘、山楂、鲜枣、柚子、番茄、白菜及深色蔬菜，如韭菜、菠菜、青椒中含量较丰富。某些野果如酸枣、猕猴桃、刺梨等中维生素C含量丰富。烹调中应注意减少维生素C的损失，由于维生素C具有水溶性、不耐热，因此，蔬菜要现切现洗、急火快炒，以减少维生素C的损失。

（4）学前儿童的需要量：每日需$30 \sim 50$ mg。

6.水

水是人体不可缺少的物质,它的重要性仅次于空气。学前儿童体内水分相较成人更多,占儿童体重的70%~75%。

（1）生理功能:水是细胞和体液的重要成分,水能帮助体内生理活动的进行,并参与物质的吸收、运输及排泄。水是体腔、关节、眼球等器官的良好润滑剂。例如,泪液可防止眼球表面干燥,关节滑液对关节起润滑作用。此外,水还有调节体温和维持渗透压的作用。

（2）缺乏症:人体失水 10% 会产生酸中毒,失水20%以上即可危及生命。

（3）来源:人体水的主要来源有自来水、矿泉水和食物,最理想的是白开水、温开水,二者更易透过细胞膜,使细胞得到水分。

（4）学前儿童的需要量:学前儿童新陈代谢旺盛,对水的需要量相较成人更大。若按体重计算,则年龄越小,需要的水分越多。此外,水的需要量与学前儿童的活动量、外界气温和食物的性质等有关。活动量大的学前儿童需水量较大;多食蛋白质和无机盐时,因排泄这些物质需水较多,也增加了对水的需要量。学前儿童每日需水量为1 600~1 800 mL。

思考与练习

一、选择题

1.为幼儿提供的能量在总能量中所占比例最大的是（　　）。

A.蛋白质　　　　B.脂肪　　　　C.糖类　　　　D.无机盐

2.幼儿生长发育期所需的必需氨基酸共（　　）种。

A.8　　　　B.9　　　　C.10　　　　D.11

3.最能保持人体体温的营养素是（　　）。

A.蛋白质　　　　B.糖类　　　　C.脂肪　　　　D.水

4.（　　）能促进磷的吸收。

A.维生素A　　　　B.维生素B　　　　C.维生素C　　　　D.维生素D

5.幼儿缺（　　）会表现出厌食、味觉降低,经常发生口腔炎及口腔溃疡,严重的会患异食癖。

A.锌　　　　B.铁　　　　C.镁　　　　D.铜

二、判断题

1.优质蛋白质就是动物蛋白质。（　　）

2.在幼儿膳食中优质蛋白质占蛋白质总量的60%比较理想。（　　）

3.幼儿体内水分较成人多,占体重的70%~75%。( )

4.幼儿超热量的饮食会引起肥胖,严重的还会导致冠心病、高血压、糖尿病等疾病。

( )

5.植物性食物中不含脂肪。( )

三、简答题

简述蛋白质的生理功能。

任务二 幼儿的膳食及饮食卫生

知识梳理

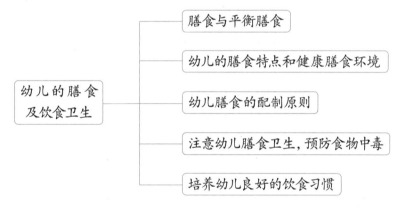

案例导入

幼儿园大班的月月从小爱吃甜食,对面包、饼干、汉堡等尤为喜欢,对水果蔬菜不感兴趣。不到6岁,体重已经超过30 kg,是一个十足的小胖墩。月月的体质不太好,经常感冒生病,为此家长十分苦恼。

思考:

(1)月月的饮食习惯好吗?

(2)怎样培养幼儿良好的饮食习惯?

平衡膳食

一、膳食与平衡膳食

膳食是指人类日常食用的饭菜。幼儿期是孩子身体生长发育的重要时期，这一时期幼儿每天必须从膳食中充分获得营养物质，才能满足生长发育和活动的需要。

平衡膳食又称为合理膳食或健康膳食，是指全面达到营养素供给量的膳食，即选择多种食物，经过适当搭配做出的膳食，这种膳食能满足人们对各种营养素及能量的需求。平衡膳食包括各种营养素平衡、热量平衡、各种氨基酸平衡、酸碱平衡和各类食物的平衡。成人平衡膳食包括六大类食品，即谷类、动物性食物、豆类及其制品、蔬菜和水果、烹调油类、调味品（图3-2-1）。这六大类食品在一日膳食中要搭配得当，满足学前儿童的需要，具体需具备以下五个条件：①品种齐全，质优量足；②各种营养素之间的比例应适当；③科学烹调，促进消化；④定时、定量进餐；⑤保证食品安全卫生。这样的膳食才是平衡膳食。

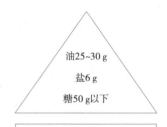

油25~30 g
盐6 g
糖50 g以下

奶制品类300 g
豆类及坚果25 g以上

禽畜类40~75 g
鱼虾类40~75 g
蛋类40~50 g

蔬菜类300~500 g
水果类200~350 g

谷薯类及杂豆250~400 g

图3-2-1　成人平衡膳食的六大类食品

二、幼儿的膳食特点和健康膳食环境

1.幼儿的膳食特点

幼儿性格活泼、好奇心强、喜欢模仿，在膳食方面容易受到父母和老师对食物态度的影响，也容易受到食物本身的色泽、气味、味道、性状及个人心理状态的影响。因此，合理营养要符合该年龄段儿童的心理行为特征。

1）地域、环境差异对幼儿膳食喜好有影响

不同地域的饮食习惯不一样，幼儿对膳食的喜好也不同。在我国，北方幼儿喜欢吃面食，南方幼儿更喜欢粥或米饭，而中部地区的幼儿则更喜欢辣味食物。

不同家庭环境的幼儿，膳食特点也有很大的差别。有些家庭喜欢动物性食物，此家庭环境成长的幼儿也多数表现出偏食动物性食物；有些家庭喜欢五谷杂粮，幼儿也多半偏爱五谷杂粮。因此，为幼儿提供平衡膳食时需要适当考虑地域、环境等因素。

2）不同年龄阶段幼儿的膳食心理特点有区别

3岁幼儿尤其喜爱味道鲜美、色彩鲜艳、形状规则的食物，如肉丸子、饺子、鸡蛋羹、馅饼等，但是对某些海产品不感兴趣，如海带、紫菜等。当幼儿拒绝某种食物时，家长不能强塞硬喂，否则会加深孩子对该食物的反感，甚至终生厌恶这种食物。4~6岁的幼儿喜欢形式多样、色香味形俱佳的饭菜，能逐渐适应干稀搭配，喜欢花样面点与各种配菜，该阶段的幼儿知道关心自己每天的饮食。此时，膳食配制过程中可以将幼儿平时不喜欢但营养价值高的食物搭配进来，使他们乐于接受，从而增加营养素的摄入。

2.健康的膳食环境

幼儿园应根据幼儿合理营养的需要和膳食特点为幼儿创设健康的膳食环境，健康的膳食环境包括物质环境与精神环境。良好的物质环境是指室内光线充足、空气流通、温湿度适宜、布局优雅整洁、就餐氛围和谐。精神环境是指在幼儿进食过程中，教师对其进行知识教育、情感交流、进食行为与习惯的训练，促进幼儿食欲，保持幼儿愉快的进食体验。

三、幼儿膳食的配制原则

1.配制原则

幼儿生长发育旺盛，每天必须从膳食中获得充足的营养以满足生长发育需要。如果长期缺乏某种营养素或热量供应不足，不但会影响幼儿的生长发育，还会引发多种疾病。因此，合理安排幼儿一日膳食，配制适合幼儿年龄特点的科学食谱，是保证幼儿生长发育的重要措施，配制原则有以下三个方面。

学前儿童营养膳食的配制原则

（1）合理搭配，满足幼儿的营养需求。

食物中的各种营养素种类齐全、数量充足、比例恰当，营养和热量保持平衡。

①主、副食搭配合理，食品种类应多样化。

②每日食物中，蛋白质、脂肪、糖类三者之间的比例分别占总热量的12%~15%、25%~30%、55%~60%。

③每日食物中，动物蛋白和豆类蛋白不少于每日所需蛋白总量的50%，粮食和蔬菜各占一半，有色蔬菜占总蔬菜量一半以上。幼儿一日食物的种类及数量见表3-2-1。

表3-2-1 幼儿一日食物的种类及数量

种类	谷类	动物性食物	豆类及其制品	牛奶、豆浆	蔬菜	水果	糖	油	蛋
数量	250~300 g	100~150 g	50~75 g	300 g	200~300 g	50 g	20 g	10 g	1个

（2）膳食搭配适合幼儿的消化能力，增进幼儿的食欲。

（3）注意食品卫生，严防食物中毒。

2.拟制食谱

食谱是幼儿膳食配制原则的具体表现，根据幼儿营养需要量、每日三餐供热量的比例、饮食习惯、市场供应情况制订出一周内每日的三餐和午点用量及菜肴配制的计划。食谱包括主食和副食的品种、数量和烹调方法等。在配制食谱时，可结合季节的变化，科学合理地制订全面且比例适当的营养供给量的膳食。例如，冬季适当增加脂肪量，夏季多选用清淡爽口的食品等。夏季一周幼儿食谱见表3-2-2。

表3-2-2　夏季一周幼儿食谱

餐点	星期一	星期二	星期三	星期四	星期五
早餐	鸡蛋、豆芽炒面条、牛奶	奶油馒头、稀饭、肉末蔬菜	鲜肉小包、八宝粥、水果	葱油花卷、豆浆、鸡蛋	牛奶、蛋糕、清炒生菜
午餐	黄瓜、木耳炒肉、紫菜蛋花汤、米饭	冬瓜烧排骨、炒茄子、绿豆米饭	土豆烧鸡、炒白菜、米饭	番茄炒鸡蛋、炒青菜、鱼丸汤、米饭	蒸肉饼、炒豆角、金银米饭
午点	糕点、牛奶	绿豆汤	小面包、菊花水	西瓜	燕麦粥
晚餐	冬瓜烧鸭、炒青菜、米饭	鲜肉水饺	鱼香肉丝盖浇饭、金银米饭	小米粥、玉米果酱馍	菠萝饭、三鲜汤

四、注意幼儿膳食卫生，预防食物中毒

为幼儿烹调食品时，要最大限度地保存食物中的营养素，增加食物的色、香、味以刺激幼儿的食欲，帮助肠胃的消化和吸收。

1.烹调的卫生要求

1）注意减少食物中营养素的流失

食物在烹调时，可以通过以下方法减少营养素的流失。

主食：淘米次数不宜过多或反复搓洗；加工面食如馒头、面条时，不放或少放碱；烹饪后的面条、馄饨和饺子的汤及米汤应充分利用，以减少维生素B的流失。

蔬菜：蔬菜应先洗后切，洗后不应久放；炒前避免用水久泡、用开水烫；炒菜时要急火快炒，时间不宜过长；随做随吃，不留隔夜菜，以减少维生素C的流失。

肉类：动物性食物要尽量切得细、薄；烹饪时急火快炒，可加少量淀粉辅助表面凝结，以减少维生素的流失；适量加醋也能减少食物中维生素的流失，还能促进肉类及骨中钙的溶解。

2）去除不利于健康的有害因素

（1）避免食用腌制类食物。腌制类食物包括腌肉、腌菜、腌禽蛋等，这类食物含有大量亚硝酸盐，可生成强致癌物亚硝胺，诱发癌变，故幼儿应避免食用腌制品。

（2）去除变质的食物。霉变食物，如花生、玉米等含有大量致病的真菌黄曲霉菌，可产生黄曲霉毒素，一般的烹调方式不能将其破坏。当摄入该类食物时，会导致食品中毒，长期摄入有患癌风险。幼儿园应加强食品卫生管控，杜绝幼儿进食霉变食物。

（3）避免食用天然有毒的食物。畸形的动植物一般受到了污染，不宜使用。另外，发芽的土豆、发青的西红柿等都含有天然毒素，应避免食用。

3）烹调方法要适合幼儿的消化能力

幼儿膳食烹调应保持食物的色、香、味、形，适应幼儿的消化能力和膳食心理特点。谷类、肉类、蔬菜等均应细软，避免油炸、油腻、质硬或刺激性大的食物。烹调方式讲究多样化，避免添加过多刺激性调味品，强调烹调出食品的本色，不宜使用人工色素。加工食材时，讲究刀法，整齐的线条和多变的图案能给幼儿带来新鲜感，提高食欲。

2.预防食物中毒

食物中毒是指人体摄入有毒食物而引起一系列急性中毒症状的总称。有毒食物是指含有致病微生物或有毒物质的食物。幼儿处于生长发育阶段，各器官功能，尤其是肝脏解毒能力尚不成熟。幼儿一旦误食有毒食物，病情就会较成人严重，甚至发生死亡。食物中毒通常分为细菌性食物中毒、有毒动植物性食物中毒和化学性食物中毒。

1）细菌性食物中毒

细菌性食物中毒最常见，多发生在夏秋季。在我国，细菌性食物中毒发生率占食物中毒的50%～60%。引起中毒的食物多为动物性食物，如肉类、鱼、禽蛋、牛奶等。引起食物中毒的常见原因是生熟食交叉污染和食品贮存不当，使食品被致病微生物污染，在适宜的条件下大量繁殖，而食物又未经高温加热或加热不彻底，人在进食后便发生中毒。发生食物中毒的症状一般很容易识别，表现为急性发病，有明显的消化道症状，腹痛恶心、呕吐、腹泻等症状最常见，严重的可出现血便、休克。

2）有毒动植物性食物中毒

（1）植物性食物中毒。常见的植物性食物中毒包括马铃薯、蘑菇、四季豆、豆浆中毒等。发芽的马铃薯可产生大量有害的马铃薯毒素，食用后可导致中毒。中毒症状包括腹痛、腹泻、恶心、呕吐等，重者可致昏迷。因此，幼儿园里不食用生芽或肉质变色的马铃薯；对生芽较少的马铃薯，可挖掉芽眼及附近的皮肉，将削好的马铃薯放入水中浸泡半小时，并充分煮熟煮透再食用。四季豆中毒常是由于未煮熟、煮透。

（2）动物性食物中毒。动物性食物中毒是指将天然含有有毒成分的动物或动物的某一部分当作食品，误食而引发的中毒反应，如河豚、鱼胆中毒。

3）化学性食物中毒

化学性食物中毒是指机体进食含有毒化学物质的食品而发生中毒。例如，因食物中含有残留的农药成分而中毒。大多数患者发病急，症状较重，可发生多器官功能损伤。

五、培养幼儿良好的饮食习惯

良好的饮食习惯有助于幼儿保持膳食平衡，维持良好的消化、吸收功能，同时也有助于培养良好的道德品质、养成文明行为。在日常生活中，幼儿的不良饮食行为多种多样，包括偏食、挑食、贪食、好食零食、饭前便后不洗手以及不洁饮食等。原因可能是受成人的影响，或缺乏良好训练，或成人的娇惯放纵。因此，在幼儿园培养良好的饮食习惯非常重要。家长和教师可以这样培养幼儿良好的饮食卫生习惯：①家长和教师做好榜样，起到示范作用；②要求幼儿规律进食，定时、定量、定点进食，细嚼慢咽；③做到不偏食、不挑食、不撒饭、不剩饭；④每次进餐时间不超过30分钟；⑤少喝碳酸饮料，少吃洋快餐，少吃零食。

思考 与 练习

一、选择题

1.在幼儿的膳食配制中，动物性蛋白质及豆类蛋白质应不少于每日所需蛋白质总量的（　　）。

　　A.30%　　　　　　B.40%　　　　　　C.50%　　　　　　D.60%

2.幼儿园的食谱是根据幼儿营养需要量、每日三餐热量的比例、饮食习惯、市场供应情况等因素制订出的（　　）内每日三餐和午点用量及菜肴配制的计划。

　　A.一周　　　　　　B.一个月　　　　　C.一学期　　　　　D.一年

3.拟订幼儿食谱时要根据季节变化作适当调整，（　　）多选用清淡的食物，（　　）适当增加脂肪量。

　　A.冬季、春季　　　B.春季、夏季　　　C.夏季、冬季　　　D.夏季、秋季

4.幼儿的进餐时间每次应控制在（　　）分钟，不宜太长。

　　A.20　　　　　　　B.30　　　　　　　C.40　　　　　　　D.60

5.烹调时,适量加( )也能减少食物中维生素的流失,还能促进肉类及骨中钙的溶解。

  A.醋   B.糖   C.酒   D.酱油

二、判断题

  1.平衡膳食包括各种营养素平衡、热量平衡、各种氨基酸平衡、酸碱平衡和各类食物的平衡。( )

  2.幼儿膳食环境的好坏直接影响幼儿的膳食质量和健康。( )

  3.淘米时可以用热水、流水淘洗,但次数不宜过多。( )

  4.发芽的马铃薯去掉芽眼,在冷水中浸泡30分钟,再煮熟煮透就不会中毒。( )

  5.挑食不利于幼儿身体全面发展,因此,当幼儿拒绝某种食物时,要想尽办法让幼儿吃,以免幼儿营养不均衡。( )

三、简答题

  1.如何培养幼儿良好的饮食习惯?

  2.简述幼儿膳食的配制原则。

模块四 学前儿童常见疾病及其预防

学习目标

▷ 1.了解学前儿童常见传染病的表现、病因。

▷ 2.掌握传染性疾病的预防措施。

▷ 3.了解学前儿童常见非传染性疾病、寄生虫病的表现、病因。

▷ 4.掌握非传染性疾病的预防措施。

▷ 5.增强公共卫生意识,培养关爱学前儿童健康、维护学前儿童生命安全的责任感。

任务一 学前儿童常见传染病及其预防

知识梳理

案例导入

　　在幼儿园课间运动时,保育老师发现一名6岁男童有起红疹和发热的症状。疹子很快发展为丘疹和水疱,并广泛分布于全身,包括躯干、四肢和面部。头皮和脸部的疱疹较为密集。患儿在水疱和丘疹的周围有瘙痒感,经常出现搔抓行为。同时患儿还出现了发热和食欲不振的全身不适感。

　　思考:

　　(1)材料中幼儿可能患有哪种传染性疾病。

　　(2)学前儿童常见传染病的预防措施有哪些?

知识 积 累

　　学前儿童处于生长发育的关键阶段,身体各系统尚未发育成熟,因此,容易受到各种疾病的侵袭。本任务通过介绍学前儿童常见传染病的症状、治疗方法及预防措施,帮助家长和幼儿园教师更好地照顾学前儿童的健康。

一、学前儿童常见传染病

1.手足口病

　　手足口病是一种常见于婴幼儿的传染病,其症状明显且具有一定的传染性。大多数患儿在发病初期会出现发热,体温可达38 ℃以上,持续时间一般为2~7天。患儿口腔内可见散在的小溃疡或疱疹,主要分布在舌、颊黏膜及口唇内侧。溃疡可导致患儿疼痛、拒食、流涎等症状。手掌、足底及臀部等部位可见米粒至黄豆大小的水疱,周围有红晕,水疱内液体较少。疱疹一般不痒,但可伴有疼痛。部分患儿躯干部位可见红色斑丘疹,可迅速转为疱疹。皮疹一般不痒,但需注意与其他皮肤疾病相鉴别。部分患儿还可能出现咳嗽、流涕、食欲不振等全身症状。在发病过程中,家长应密切关注患儿的病情变化,如出现持续高热、呼吸困难、抽搐等症状,应及时就医。

　　手足口病主要由肠道病毒引起,其中最常见的是柯萨奇病毒A16型(coxsackievirus A16, CV-A16)和肠道病毒71型(enterovirus 71, EV71)。这些病毒主要通过消化道、呼吸道或密切接触等途径传播。

　　(1)消化道传播:病毒可通过食物、水源等污染物进入人体,进而感染肠道上皮细胞。

　　(2)呼吸道传播:病毒可通过飞沫、咳嗽、打喷嚏等方式传播给他人。

　　(3)密切接触传播:与患儿共用玩具、餐具、洗漱用品等物品,以及接触患儿粪便、疱疹液等污染物均可能感染病毒。

　　婴幼儿由于免疫系统尚未完全发育,对病毒的抵抗力较弱,因此,更容易感染手足口病。此外,拥挤的环境、卫生条件差、个人卫生习惯不良等因素也可能增加感染风险。

2.水痘

　　水痘是由水痘-带状疱疹病毒引起的急性传染病。这种病毒属于疱疹病毒科,具有高度的传染性。水痘-带状疱疹病毒主要通过飞沫传播,也可以通过患者的疱疹液或者被疱液污染过的物体传播。当健康人接触到这些含有病毒的飞沫或疱疹液时,就有可能被感染。此外,免疫功能不全、新生儿、孕妇

水痘

及长期口服皮质类固醇等人群是水痘病毒感染的高危人群。

感染水痘-带状疱疹病毒后，并不会立刻产生症状，一般会经过9~21天的潜伏期。在潜伏期内，病毒会在体内繁殖并扩散至皮肤及其他组织。皮疹是水痘的主要症状。皮疹首先出现在躯干部，然后蔓延到面部及四肢。皮疹刚开始为红色的斑疹，几小时后变为丘疹，并发展为疱疹。疱疹为单房性、椭圆形，直径3~5 mm，周围有红晕，疱疹壁薄，容易破裂。疱疹内的液体含有大量病毒，具有极强的传染性。经过2~3天的干燥、结痂过程后，皮疹最终恢复并留下痕迹。水痘患者常常受到黏膜的侵犯，例如，口腔、眼结膜、咽喉、外阴及肛门等部位的黏膜会出现疱疹性病变。

3.麻疹

麻疹是一种由麻疹病毒引起的急性呼吸道传染病，主要表现为发热、咳嗽、流涕等上呼吸道炎症症状，以眼结膜炎为特征，口腔黏膜斑及全身斑丘疹为其特征性表现。麻疹的潜伏期大约10天，期间可能出现轻度体温上升。在发疹前期，其症状类似上呼吸道感染，包括中度以上的发热、咳嗽、流涕、流泪、咽部充血等，结膜发炎、眼睑水肿、眼泪增多、畏光等眼部症状突出。通常在发热后3~4天开始出疹，出疹顺序为耳后、发髻、颈部、额部、颊部，然后逐渐延及躯干、上下肢。皮疹为暗红色斑丘疹，疹间皮肤正常，出疹时体温可能高达40 ℃及以上。同时，呼吸道症状加重，可能出现颈部淋巴结肿大。疹退后可能遗留色素沉着伴糠麸样脱屑。

麻疹的病因是麻疹病毒的感染。麻疹病毒通过呼吸道分泌物中的飞沫传播，具有高度的传染性。未接种疫苗的人如果与麻疹患者密切接触，感染的风险非常高。麻疹病毒对干燥、日光、高温敏感，但在低温中可长期存活。

4.流行性腮腺炎

流行性腮腺炎，又称腮腺炎，是一种由腮腺炎病毒引起的急性自限性呼吸道传染病。腮腺肿胀是流行性腮腺炎的主要症状，通常从一侧开始，1~4天后波及另一侧，以耳垂为中心逐渐向前、向后、向下发展，呈现梨形肿胀。体温可能会出现明显偏高，如果病情持续加重，还有可能会引起高热，体温可能达到40 ℃。由于腮腺肿胀和疼痛，咀嚼和吞咽食物可能会变得困难。如果腮腺肿大的情况比较严重，可能会引起舌下肿胀，从而导致食管狭窄，引起吞咽困难。如果治疗不及时，病情持续加重，还有可能累及颈部淋巴结，从而导致淋巴结肿大或疼痛。

腮腺炎病毒经口、鼻侵入机体，在局部繁殖后侵入血液，进而扩散到腮腺，甚至其他腺器官或系统（如神经系统、睾丸、卵巢、胰腺等）。该病毒在患者腮腺肿大前6天至发病后

9天具有极强的传染性，主要通过呼吸道飞沫、人与人之间的直接接触，或者母婴传播方式传播。个别患者出现并发症毒性脑炎、心肌炎等严重并发症时可能出现生命危险。因此，一旦出现上述症状，应尽早进行治疗，以控制病情帮助恢复。

5.猩红热

猩红热是一种由A组β型溶血性链球菌引起的急性呼吸道传染病。猩红热的潜伏期通常为1~12天，大多数为2~5天。在这一阶段，细菌在患者的鼻咽部繁殖。患者可能出现发热，体温可达39 ℃，并可能伴有头痛、全身不适等全身中毒症状。起病后一般1~2日出疹，开始于耳后、颈部以及上胸部，之后可迅速蔓延至全身。典型皮损为全身弥漫性红斑，其上有针尖样隆起的皮疹，并融合成片。皮肤皱褶处常因摩擦导致皮下出血，形成紫红色线条，称为帕氏线。面部潮红而无皮疹，口周不充血，形成环口苍白圈。皮疹一般按出疹顺序消退，通常2~4日内退尽，然后开始脱屑。对于皮疹严重的患者，脱屑会比较早，并且比较重。除了皮疹和发热，猩红热还可能引起咽峡炎，表现为扁桃体红肿并有灰白色渗出性膜。此外，软腭充血，存在点状出血点，称为黏膜疹。患儿的舌乳头充血肥大，可形成杨梅舌。少数患者在患病后，由于变态反应，可能出现心、肾、关节的损害。

猩红热的主要病因是感染A组β型溶血性链球菌。该菌也称为化脓性链球菌，是革兰染色阳性球菌，可通过空气、飞沫传播，也可通过密切接触、皮肤伤口或产道感染，猩红热患者和带菌者是主要传染源。冬春季和温带地区是猩红热的主要流行季节和流行地区，儿童是主要的易感人群。因此，对于猩红热的预防和控制，应注意个人卫生习惯，避免与感染者密切接触，保持室内通风，并及时接种相关疫苗。

二、学前儿童常见传染病的预防措施

（1）接种疫苗。接种疫苗是预防婴幼儿传染病的有效手段，应根据国家和地区的规定，及时给婴幼儿接种麻疹、水痘等疫苗。

（2）保持良好的个人卫生习惯。教育婴幼儿养成良好的个人卫生习惯，如勤洗手、不随地吐痰、不揉眼睛等。家长和保育员也要以身作则，树立良好的卫生榜样。

（3）增强自身预防疾病的意识。家长和保育员要增强自身预防疾病的意识，了解婴幼儿常见传染病的发病症状和传播途径，以便及时发现并采取预防措施。

（4）避免接触传染源。在传染病高发期，尽量避免婴幼儿与患有传染病的人接触。如无法避免，应采取适当的防护措施，如佩戴口罩、勤洗手等。

（5）加强营养和锻炼。保证婴幼儿的营养均衡，多吃富含维生素和矿物质的食物，增强免疫力。同时, 适当进行户外锻炼, 增强婴幼儿的体质和抵抗力。

思考与练习

一、选择题

1.下列不属于猩红热的典型表现的是（　　　）。

　A.帕氏征　　　　　　　　　　　　　B.两颊发红, 唇周发白

　C.舌苔似草莓　　　　　　　　　　　D.出血性皮疹

2.下列不属于传染性疾病的是（　　　）。

　A.湿疹　　　　　B.猩红色　　　　　C.麻疹　　　　　D.水痘

3.下列有关婴幼儿手足口病的病因描述错误的是（　　　）。

　A.手足口病的病因主要由肠道病毒引起

　B.与患儿共用玩具、餐具、洗漱用品等物品, 以及接触患儿粪便、疱疹液等污染物, 均
　　可能感染病毒

　C.一种由A组β型溶血性链球菌感染引起的急性呼吸道传染病

　D.婴幼儿由于免疫系统尚未完全发育, 对病毒的抵抗力较弱, 因此, 更容易感染手足口病

4.婴幼儿在感染传染病后, 最为常见的症状是（　　　）。

　A.食欲不振　　　B.发热　　　　　C.情绪低落　　　　D.便秘

5.预防婴幼儿传染病, 以下措施最有效的是（　　　）。

　A.减少户外活动时间　　　　　　　　B.定期接种疫苗

　C.让婴幼儿多吃补品　　　　　　　　D.避免与所有婴幼儿接触

6.当发现婴幼儿有传染病症状时, 以下做法正确的是（　　　）。

　A.自行购买药物治疗　　　　　　　　B.立即送医治疗

　C.等待症状自行消失　　　　　　　　D.使用传统偏方治疗

7.婴幼儿麻疹的主要传播途径是（　　　）。

　A.空气飞沫　　　B.食物　　　　　C.血液　　　　　D.昆虫叮咬

二、判断题

1.婴幼儿的免疫系统较弱, 因此, 更容易感染传染病。（　　　）

2.预防婴幼儿传染病, 最重要的是保持良好的个人卫生习惯。（　　　）

3.一旦婴幼儿感染传染病, 应立即停止其与其他婴幼儿接触, 以防止继续传染。（　　　）

4.婴幼儿传染病的症状通常比成人轻微, 因此, 不需要特别关注。（　　　）

三、简答题

简述学前儿童传染性疾病的预防措施。

四、材料分析题

在一所幼儿园中,近期多名幼儿出现了手足口病的症状,如口痛、厌食、低热等。经过医生的诊断,确认这些幼儿患有手足口病。幼儿园迅速采取了措施,以防止病毒的进一步传播。

1.手足口病的表现有哪些?

2.传染性疾病的预防措施有哪些?

任务二 学前儿童常见非传染病、寄生虫病及其预防

知识梳理

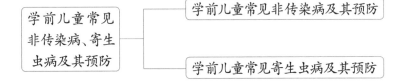

案例导入

小明,一个5岁的男孩,近期在幼儿园体检中被诊断为肥胖。家长反映,小明平时食欲旺盛,偏爱高热量食物,如炸鸡、糖果等,且日常活动量较少,除了上学,大部分时间都在家里看电视或玩电子游戏。家长对孩子的饮食习惯和体重增长表示担忧。

思考:

(1)小明肥胖的原因是什么?

(2)应如何预防儿童肥胖?

知识积累

在儿童的成长过程中,非传染性疾病、寄生虫病的预防与保健是每位家长和保育人员需高度关注的事项。学前儿童正处于身体发育的关键时期,免疫系统的建立与完善尤为重要。本任务将介绍学前儿童常见的非传染性疾病和寄生虫病,包括缺铁性贫血、腹泻、鹅口疮、婴幼儿肥胖等。通过深入了解这些疾病的成因与特点,能够为学前儿童提供更加精准、有效的预防措施,确保他们健康快乐地成长。

一、学前儿童常见非传染病及其预防

1.维生素D缺乏性佝偻病(骨软化症)

1)佝偻病的表现

维生素D缺乏性佝偻病,又叫骨软化症,是一种维生素D缺乏导致的钙、磷代谢紊乱和骨骼钙化障碍疾病。维生素D是维持高等动物生命所必需的营养素,也是钙代谢最重要的生物调节因子之一。

维生素D缺乏性佝偻病多见于3个月以内的婴儿,主要表现为神经兴奋性增高的非特异性症状,如易激惹、烦闹、汗多、刺激头皮而摇头等。6个月以内的婴儿可能会出现乒乓球样的颅骨改变,逐渐出现方颅、肋骨外翻、"鸡胸样"畸形。当开始站立与行走后,可能会形成膝内翻(O形腿)或膝外翻(X形腿)

2)佝偻病的病因

(1)日光照射不足:维生素D由皮肤经日照产生,如日照不足,尤其在冬季,会影响内源性维生素D的合成。此外,空气污染、穿着的衣服、住在高楼林立的地区、生活在室内、使用人工合成的太阳屏阻碍紫外线等因素,也会影响皮肤合成足够量的维生素D。

(2)维生素D摄入不足:天然食物中所含的维生素D不能满足婴幼儿的需要,而维生素D主要来源于动物性食品,如海水鱼、动物肝脏、鱼肝油等。人乳中维生素D含量较低,无法满足生长发育需求。

(3)钙含量过低或钙磷比例不当:食物中钙含量不足以及钙磷比例不当均可影响钙、磷的吸收。

(4)需求量增多:早产儿因生长速度快和体内储钙不足而易患佝偻病;婴儿生长发育快对维生素D和钙的需要量增多,故易引起佝偻病。

(5)疾病和药物影响:肝、肾疾病及胃肠道疾病影响维生素D、钙、磷的吸收和利用。长期使用苯妥英钠、苯巴比妥钠等药物可加速维生素D的分解和代谢而引起佝偻病。

3）维生素D缺乏性佝偻病的预防措施

维生素D缺乏性佝偻病是一种常见的营养缺乏性疾病，主要影响儿童骨骼的正常发育。为了预防这种疾病，家长和社会应重视并采取有效措施。以下是一些关键的预防措施。

（1）充足日晒。阳光是获取维生素D的天然来源。人体皮肤在阳光照射下可以合成维生素D。因此，建议每天安排一定的时间让儿童在户外活动，尤其是早上和傍晚的阳光，不仅可以增加维生素D的摄入，还有助于儿童的身体健康和心理发展。

（2）母乳喂养。母乳是婴儿最好的食物之一，其中含有丰富的维生素D。建议母亲在哺乳期间保持充足的营养摄入，以确保母乳的质量。如果母亲维生素D摄入不足，可以咨询医生并适当补充。

（3）补充维生素D。对于无法通过日晒或母乳获得足够维生素D的孩子，可以通过口服维生素D补充剂来预防维生素D缺乏。具体的剂量应根据孩子的年龄和健康状况由医生指导。

（4）均衡饮食。除了母乳和补充剂，食物也是维生素D的重要来源。建议孩子保持均衡的饮食，摄入足够的富含维生素D的食物，如鱼肝油、蛋黄、奶制品等。

（5）定期体检。定期体检可以及时发现维生素D缺乏的情况，以便及时采取措施。医生会根据孩子的年龄和健康状况制订合适的体检计划。

（6）增强户外活动。户外活动不仅可以帮助孩子获得更多的维生素D，还可以锻炼身体，提高免疫力。建议家长多带孩子参加户外活动，如散步、骑车、玩耍等。

（7）避免长期室内活动。长期室内活动会减少孩子接触阳光的机会，增加维生素D缺乏的风险。因此，家长应尽量避免让孩子长时间待在室内，应鼓励他们多参与户外活动。

（8）注意营养补充。对于某些特殊情况，如孩子患有慢性疾病或营养不良，可能需要额外的营养补充。在这种情况下，家长应咨询医生，根据孩子的具体情况制订合适的营养补充计划。

总之，预防维生素D缺乏性佝偻病需要家长和社会共同努力。通过采取上述措施，可以有效降低孩子患病的风险，保障他们的健康成长。同时，家长也应注意观察孩子的身体状况，如有异常，应及时就医。

2.缺铁性贫血

1）缺铁性贫血的表现

学前儿童缺铁性贫血的常见临床表现包括烦躁不安、精神不振、不爱活动、食欲减退、皮肤及黏膜苍白等。其中，皮肤及黏膜苍白或苍黄尤为明显，特别是口唇黏膜、口腔黏膜、甲床和手掌等部位。此外，儿童还可能出现身高、体重增长速度减慢或停滞，以及异食癖现象，如吃墙皮、吃土等。

2）缺铁性贫血的病因

学前儿童缺铁性贫血的根本病因是体内铁缺乏，导致血红蛋白合成减少。这种铁缺乏可以由多种因素造成，包括：

（1）初生时机体铁的含量不足：如早产、双胎或多胎、胎儿失血、脐带结扎过早等。

（2）饮食缺铁：人乳的含铁量、铁的吸收率较高，但不能母乳喂养时，如果未能及时添加强化铁的配方奶或辅食，也可能导致铁摄入不足。

（3）生长速度过快：小儿生长迅速，血容量增加快，可能导致明显的缺铁性贫血。

（4）长期少量失血：如胃肠道畸形、息肉、溃疡病、钩虫病、肺含铁血黄素沉着症等也可能导致缺铁性贫血。

（5）其他原因：如急性和慢性感染时，患儿食欲减退，胃肠道吸收不好，可能导致缺铁性贫血；长期呕吐和腹泻、肠炎、脂肪痢等，影响营养的吸收，也可能导致缺铁性贫血。

3）缺铁性贫血的预防

缺铁性贫血是婴幼儿时期的一种常见疾病，对婴幼儿的健康成长产生不良影响。为了有效预防婴幼儿缺铁性贫血，可采取以下重要的预防措施。

（1）坚持母乳喂养。母乳是婴儿最好的食物，含有丰富的铁质和其他必需的营养素。在婴儿出生后的头几个月内，应尽可能坚持母乳喂养。母乳中的铁质吸收率高，有助于预防缺铁性贫血。

（2）添加含铁辅食。随着婴儿的成长，需要逐渐添加辅食以满足营养需求。在添加辅食时，应选择含铁量高的食物，如红肉、禽类、豆类等。同时，也可适量添加富含铁质的婴儿米粉等食品。

（3）补充富含维生素C的食物。维生素C有助于铁的吸收。因此，在婴幼儿的膳食中应适量添加富含维生素C的食物，如柑橘、草莓、蔬菜等。

（4）使用铁锅铁铲。在日常烹饪过程中，使用铁锅铁铲可以增加食物中的铁含量。这是一种简便易行的预防缺铁性贫血的方法。

（5）牛奶煮沸后再喂。婴幼儿喝的牛奶，应煮沸后再喂。这样可以破坏牛奶中的某些抗营养物质，提高铁质的吸收率。

（6）按时增加辅食。辅食的添加应按照医生的建议进行，不可过早或过晚。过晚添加辅食可能导致婴幼儿缺铁，过早添加则可能影响母乳或配方奶的吸收。

（7）定期检查血红蛋白。定期带婴幼儿进行血红蛋白检查，可以及时发现并处理铁缺乏问题。医生会根据血红蛋白水平给出相应的建议和治疗方案。

（8）注意营养搭配。在日常生活中，应注意婴幼儿的营养搭配。合理搭配各类食物，确保婴幼儿获得全面均衡的营养，有助于预防缺铁性贫血的发生。

3.腹泻

1）腹泻的表现

学前儿童腹泻的主要表现为大便次数增多和大便性状改变。通常情况下，学前儿童每天的大便次数为1~2次。若大便次数明显增多，达到每天3次以上，甚至更多，则可能是腹泻的表现。腹泻时，大便的质地会变得稀薄，可能呈现水样、蛋花样或黏液样。有时大便中还可能含有未消化的食物残渣或少量血液。腹泻患儿可能伴有呕吐、发热、食欲不振、精神萎靡等症状。部分患儿还可能出现脱水症状，如口渴、尿量减少、皮肤弹性降低等。

2）腹泻的病因

学前儿童腹泻的病因多种多样，常见的病因包括以下几种。

（1）感染：病毒和细菌感染是学前儿童腹泻最常见的病因。轮状病毒、腺病毒、诺如病毒等病毒感染以及大肠杆菌、沙门氏菌等细菌感染都可能导致腹泻。

（2）饮食不当：学前儿童的消化系统尚未完全发育成熟，饮食不当容易引起腹泻。如食物不洁、食物过敏、过多摄入生冷食物等都可能导致腹泻。

（3）气候变化：气候变化、腹部受凉等因素可能导致学前儿童胃肠蠕动增加，从而引起腹泻。

（4）其他因素：某些药物、肠道寄生虫感染、免疫系统疾病等也可能导致学前儿童腹泻。

总的来说，学前儿童腹泻的症状表现多样，家长应及时观察并采取措施。对于腹泻的病因，家长应注意预防，如注意饮食卫生、避免腹部受凉等。同时，对于症状严重的腹泻患儿，应及时就医并遵循专业医生的建议进行治疗。

3）腹泻预防

婴幼儿腹泻是婴幼儿时期的常见疾病，为了保障婴幼儿的健康，预防腹泻显得尤为重要。以下是关于婴幼儿腹泻预防的几点建议。

（1）合理喂养。合理喂养是预防婴幼儿腹泻的关键。建议母乳喂养至婴儿6个月以上，因为母乳易消化吸收，且含有多种免疫物质，有助于增强婴儿的免疫力。如需添加辅食，应选择新鲜、卫生的食材，并注意逐渐添加，避免过多、过杂。

（2）注意食品卫生。食品卫生对于预防婴幼儿腹泻至关重要。家长在准备食物时，应确保食材新鲜、清洁，烹饪过程中注意卫生，避免交叉污染。同时，餐具、奶瓶等物品也要定期消毒，保持清洁。

（3）增强体质。增强婴幼儿的体质是预防腹泻的有效方法。家长可以通过适当的户外活动、合理的饮食搭配等方式，提高婴幼儿的免疫力，减少感染腹泻病毒的机会。

（4）避免不良刺激。婴幼儿的胃肠系统较为脆弱，容易受到不良刺激的影响。因此，家长应避免给婴幼儿食用过冷、过热、辛辣等刺激性食物，以免刺激肠胃，引发腹泻。

（5）加强体弱儿护理。对于体质较弱的婴幼儿，家长应加强护理，注意保暖、避风寒，避免感染腹泻病毒。同时，可以适当增加营养摄入，提高抵抗力。

（6）避免交叉感染。婴幼儿腹泻病毒具有较强的传染性，因此，家长应注意避免交叉感染。在婴幼儿生病期间，尽量减少与外界的接触，避免前往人多的公共场所。家长在接触婴幼儿前，也要确保手部清洁，避免将病毒传播给婴幼儿。

（7）接种疫苗。接种疫苗是预防婴幼儿腹泻的有效手段。家长应按照医生的建议，为婴幼儿接种轮状病毒疫苗等预防腹泻的疫苗，降低感染风险。

（8）避免滥用抗生素。滥用抗生素可能导致肠道菌群失调，增加婴幼儿腹泻的风险。因此，家长在婴幼儿生病时，应遵循医生的建议，合理使用抗生素，避免滥用。

4.鹅口疮

1）鹅口疮的表现

鹅口疮，又称为雪口病，是学前儿童中常见的一种口腔疾病，主要由白色念珠菌感染引起。在口腔黏膜上，特别是舌、颊、唇内侧黏膜上，出现乳白色、微高起的斑膜，周围无炎症反应，形似奶块；无痛，擦去斑膜后，可见下方不出血的红色创面；斑膜面积大小不等，可出现在舌、颊、腭或唇内黏膜上。虽然鹅口疮的斑膜本身无痛，但由于其覆盖在口腔黏膜上，所以可能导致学前儿童感到口腔不适，影响进食和口腔运动。由于口腔不适，因此可能会出现食欲下降，甚至拒食的情况；也可能增加唾液的分泌，出现流涎现象。在某些情况下，可能会伴有低热。

2）鹅口疮的病因

（1）白色念珠菌感染：白色念珠菌感染是鹅口疮的主要病因。这种真菌在健康人的口腔中也存在，但在一定条件下（如免疫力降低、口腔卫生不良等）会过度繁殖，导致疾病发生。

（2）免疫力降低：儿童的免疫系统尚未完全发育，容易受到外界病原体的侵害。特别是在疾病、营养不良、长期使用抗生素等情况下，免疫力可能进一步降低，从而增加感染白色念珠菌的风险。

（3）口腔卫生不良：口腔卫生不良是导致鹅口疮的重要因素。如果儿童不经常刷牙、漱口，或者进食后不及时清洁口腔，食物残渣和细菌容易在口腔内滋生，为白色念珠菌的生长提供有利条件。

（4）母婴传播：母亲在分娩时，如果阴道内有白色念珠菌感染，新生儿则可能通过产道感染。此外，母亲在哺乳期间，如果乳头不干净或乳具消毒不严格，也可能导致婴儿感染。

（5）其他因素：长期使用抗生素、患有慢性疾病（如糖尿病、免疫功能低下等）、长期使用激素类药物等，也可能增加学前儿童感染鹅口疮的风险。

为了预防和治疗鹅口疮，家长和医护人员应注意儿童的口腔卫生，增强免疫力，并在必要时及时就医。

3）鹅口疮的预防措施

（1）注意卫生习惯：培养良好的卫生习惯是预防鹅口疮的基础。家长和幼儿园教师需教育学前儿童勤洗手，特别是在进食前和上厕所后。同时，避免使用不干净的毛巾或手帕擦拭口腔。

（2）保持乳房清洁：对于母乳喂养的婴儿，应保持乳房的清洁，哺乳前应清洗乳房。哺乳后，也要及时清洁乳头，防止细菌滋生。

（3）消毒奶具：使用奶瓶喂养的婴儿，每次喂奶前后都应清洗和消毒奶瓶、奶嘴等奶具。可以使用热水煮沸或专门的消毒器进行消毒。

（4）积极治疗阴道霉菌病：母亲如果患有阴道霉菌病，应及时治疗，不建议给宝宝喂奶。

（5）餐具清洗蒸煮：婴儿的餐具、水杯等应定期清洗并蒸煮消毒，确保无细菌残留。

（6）清洗乳晕、勤洗澡：母亲在哺乳前应清洗乳晕，避免细菌通过乳头进入婴儿口腔。同时，婴儿也应勤洗澡，保持皮肤清洁。

（7）定期拆洗、晾晒被褥及玩具：婴儿的被褥、玩具等应定期拆洗并晾晒，以减少细菌滋生。

（8）户外活动增强抵抗力：适当的户外活动可以帮助婴儿增强体质，提高抵抗力。建议每天安排一定的时间让婴儿进行户外活动，但要注意避免暴晒。

（9）幼儿园用具分开：如果学前儿童在幼儿园或其他集体场所，应确保他们的个人用品(如毛巾、水杯等)与其他儿童分开,避免交叉感染。

(10)在医生指导下使用抗生素:需要使用抗生素时,应在医生的指导下合理使用,避免滥用抗生素导致肠道菌群失调,增加患鹅口疮的风险。

5.婴幼儿肥胖

1)肥胖的表现

(1)体重超出标准:婴幼儿的体重明显超过同龄、同性别儿童的正常体重范围,且生长速度过快。

(2)身体形态改变:身体显得较为肥胖,尤其是腹部、臀部、大腿等部位的脂肪堆积明显。

(3)运动能力受限:肥胖的婴幼儿可能表现出运动能力低下,如爬行困难、步态不稳等。

(4)呼吸困难:肥胖可能导致婴幼儿呼吸不畅,容易出现气喘、打呼噜等症状。

2)肥胖的原因

(1)遗传因素:家族中有肥胖史的婴幼儿更容易发展为肥胖,遗传在肥胖的发生中起着重要作用。

(2)饮食不当:高热量、高脂肪、高糖分的饮食,以及过度喂养,都可能导致婴幼儿肥胖。

(3)缺乏运动:婴幼儿期缺乏足够的身体活动,如过度依赖电子设备、玩具汽车等,就会减少步行和户外活动的时间,增加肥胖的风险。

(4)环境因素:现代生活节奏快,父母教育方式、社会压力等都可能对婴幼儿的饮食习惯和体重产生影响。同时,家庭环境中的食物种类和数量、喂养方式等也是肥胖的重要诱因。

3)婴幼儿肥胖的预防措施

(1)合理饮食:婴幼儿的饮食应均衡,避免过多摄入高热量、高脂肪和高糖分的食物,如糖果、油炸食品等。同时,确保他们摄入足够的蛋白质、维生素和矿物质,以支持他们的正常生长和发育。

(2)母乳喂养:母乳喂养是预防婴幼儿肥胖的有效方式之一。母乳中的营养成分能够满足婴儿的生长需求,并有助于建立健康的肠道菌群,促进消化、吸收和代谢。

(3)规律饮食:家长应给婴幼儿制订规律的饮食计划,包括固定的进餐时间和适量的食物量。避免暴饮暴食或频繁进食。

（4）增加运动：鼓励婴幼儿多参与户外活动，如爬行、走路、跑步等，以消耗体内多余的热量。同时，家长也可以和婴幼儿一起进行简单的游戏和体操，增加他们的运动量。

（5）定期监测：家长应定期监测婴幼儿的体重和身高，了解他们的生长情况。如果发现婴幼儿体重增长过快，应及时调整饮食和运动计划，避免肥胖的发生。

（6）心理健康：家长应关注婴幼儿的心理健康，避免给他们过多的压力。鼓励他们积极参与各种活动，增强自信心和自尊心，有助于预防肥胖的发生。

二、学前儿童常见寄生虫病及其预防

学前儿童寄生虫病是一种常见的儿科疾病，由于儿童的免疫系统尚未发育完全，因此更容易受到寄生虫的感染。了解并预防学前儿童寄生虫病对保障儿童健康至关重要。

1）学前儿童常见的寄生虫病

（1）蛔虫病：蛔虫是一种常见的肠道寄生虫，儿童感染后可能出现腹痛、食欲不振、体重下降等症状。

（2）蛲虫病：蛲虫寄生于肠道，可引起肛门瘙痒、腹痛等症状，严重时可能影响儿童的睡眠和日常生活。

（3）钩虫病：钩虫幼虫侵入皮肤后，可能引起局部炎症和过敏反应，成虫寄生于小肠，可引起贫血、营养不良等症状。

（4）绦虫病：绦虫寄生于肠道，可引起腹部不适、食欲不振、营养不良等症状。

（5）肺吸虫病：肺吸虫幼虫侵入皮肤后，可进入肺部引起炎症反应，表现为咳嗽、胸痛等症状。

（6）贾第虫病：贾第虫寄生于小肠，可引起腹泻、腹痛、恶心等症状，严重时可能导致脱水。

2）学前儿童寄生虫病的症状与体征

学前儿童寄生虫病的症状因寄生虫种类和感染程度而异，常见的症状包括腹痛、腹泻、食欲不振、体重下降、肛门瘙痒、咳嗽、胸痛等。此外，寄生虫感染还可能引起贫血、营养不良等全身症状。

3）寄生虫病的预防与护理

（1）个人卫生：教育儿童养成良好的卫生习惯，如饭前便后洗手、不随地大小便等，以减少寄生虫感染的机会。

（2）饮食卫生：保证食物新鲜、干净，避免生食和半生食，减少寄生虫感染的风险。

（3）环境卫生：保持生活环境清洁，减少灰尘和污染物的积聚，降低寄生虫的传播风险。

（4）定期体检：定期带儿童体检，及时发现并治疗寄生虫感染，避免病情恶化。

（5）家庭护理：对于已感染的儿童，家长应给予适当的护理，如保持饮食均衡、增强营养摄入、鼓励儿童休息等，以促进康复。

思考与练习

一、选择题

1.学前儿童患佝偻病，主要是缺乏（　　）。

　　A.维生素B_2　　　　　B.维生素C　　　　　C.维生素D　　　　　D.维生素A

2.下列不属于佝偻病病因的是（　　）。

　　A.生长过快　　　　　B.长期腹泻　　　　　C.饮食缺铁　　　　　D.紫外线照射不足

3.学前儿童缺铁性贫血发病率最高的年龄段为（　　）。

　　A.3岁以下　　　　　B.4岁以下　　　　　C.5岁以下　　　　　D.6岁以下

4.下列属于非感染性腹泻病因的是（　　）。

　　A.真菌感染　　　　　B.感冒　　　　　C.食具被污染　　　　　D.腹部受凉

5.乳牙过早丢失的主要原因为（　　）。

　　A.缺锌　　　　　B.长期流涎　　　　　C.龋齿　　　　　D.牙齿排列不齐

6.肥胖病发生的主要诱因是（　　）。

　　A.遗传因素　　　　　　　　　　B.过食、缺乏适当的体育锻炼

　　C.内分泌疾病　　　　　　　　　D.精神因素

7.下列不属于蛔虫病病因的是（　　）。

　　A.幼儿在地上爬滚玩耍　　　　　B.饭前不洗手，吮吸手指

　　C.生吃未洗净的瓜果蔬菜　　　　D.幼儿间追逐打闹

8.小儿肺炎是常见的呼吸道传染病，尤以（　　）以内最多。

　　A.3岁　　　　　B.6岁　　　　　C.6个月　　　　　D.2岁

9.不属于婴幼儿腹泻病因的是（　　）。

　　A.喂养不当　　　　　　　　　　B.食物、食具污染人

　　C.症状性腹泻　　　　　　　　　D.缺钙或维生素D

二、判断题

1.佝偻病是3岁以下学前儿童常见病,是缺铁造成的。( )

2.早产儿和双胞胎容易患佝偻病,生长发育快的幼儿不会患佝偻病。( )

3.长期贫血不仅严重影响学前儿童的生长发育,而且也会影响学前儿童的智力发展。
( )

4.常见的寄生虫寄生于人体的肠胃内。( )

三、简答题

对于腹泻的幼儿该如何护理?

模块五 学前儿童意外事故的处理与急救

学习目标

▷ 1.了解学前儿童安全事故发生的原因。

▷ 2.掌握学前儿童常见意外事故的处理及预防。

▷ 3.能初步运用正确的方法对学前儿童的意外事故进行现场救护。

▷ 4.树立安全意识,具有沉着冷静处理问题的态度与职业精神,增强责任感。

任务一 学前儿童常见意外事故的预防

知识梳理

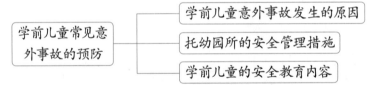

学前儿童常见意外事故的预防 —— 学前儿童意外事故发生的原因 / 托幼园所的安全管理措施 / 学前儿童的安全教育内容

案例导入

　　在幼儿园里,小丽哭着跑向欢欢老师,欢欢老师发现小丽的左小腿磕破皮流血了。原来,刚才小丽在玩滑滑梯时摔倒了。欢欢老师一边安慰哭泣的小丽,一边将她带到医务室,为其消毒、止血、包扎伤口。

　　思考:

　　(1)为什么学前儿童容易发生意外事故?

　　(2)作为托幼园所,如何对学前儿童的安全进行管理与教育?

💡知识积累

幼儿时期的安全教育是安全的启蒙教育，这一时期是获得有关健康与安全的基本知识和技能的最佳时期。托幼园所不仅要对学前儿童进行适当的安全教育，还须建立必要的安全制度和采取安全措施，以保障学前儿童的安全与健康。

一、学前儿童意外事故发生的原因

1.学前儿童身体机能不完善

学前儿童正处在生长发育时期，各系统器官发育不成熟，尤其是运动机能与神经系统的调节机能不够完善，因此，在生活中容易发生磕碰、摔伤等意外事故。

2.学前儿童对危险因素缺乏认识

学前儿童缺乏生活经验，缺乏对周围事物的认识与判断，他们不知道哪些事情能做，哪些事情不能做，不知道什么是危险，因而引发意外事故，例如，用手摸插座导致触电，玩火烫伤，在河边玩耍发生溺水等。

3.学前儿童好奇、好动、易冲动

学前儿童具有强烈的好奇心，活泼好动、易冲动，这一特点往往让学前儿童忽略周围的环境，从而容易在活动中发生意外事故。

4.托幼园所管理不善，教师缺乏责任感

托幼园所管理上的漏洞往往会给学前儿童带来很大的安全隐患。意外事故发生的主要原因是保教人员安全意识或责任心不强，托幼园所安全措施未落实到位。例如，有的保教人员在学前儿童活动时远离活动区域，疏于照护而造成意外事故。

二、托幼园所的安全管理措施

托幼园所要杜绝和减少意外事故的发生，应以预防为主，提前消除安全隐患，做到未雨绸缪。预防托幼园所意外事故的发生，除了做好学前儿童的安全教育，还要做好以下四个方面的工作。

1.环境设施的安全管理

托幼园所要确保设施、设备符合安全要求。托幼园所选址应在安全区域，建筑用房不宜超过两层，楼梯、窗户都要有栏杆。保证有足够的户外运动场地供学前儿童使用，运动器械坚固，设计合理，无安全隐患。桌椅要做到圆边圆角，教具、玩具、文具的材料无毒。各类电线、电插座应安装在学前儿童触摸不到的地方。

2.加强对药品、有毒物品的安全管理

托幼园所需要建立严格的药品管理制度,确保学前儿童的用药安全。保育人员喂药前要仔细核对姓名、药名、用量等信息,服用后立即准确记录;对有药物过敏史的学前儿童要做好记录。

放药品的位置要固定,药品要放在学前儿童拿不到的地方并贴上标签,内服药和外用药应分开放置。有毒物品如杀虫剂、消毒剂等应贴上外标签,妥善保管,不让学前儿童接触有毒物品和盛放有毒物品的容器,以免造成意外事故。

3.建立健全安全管理规章制度

托幼园所应设专人负责对全园的环境、设备、房舍、场地、大型玩具、生活用品、防火防电设备进行定期检查,并严格执行相关安全制度,防患于未然。例如,地面有无损坏,地上有无碎石、碎玻璃;铁制设施是否有卷边卷角、焊接脱离、螺丝松动等情况,以免学前儿童运动时发生意外。

托幼园所还应建立健全家长接送制度,要求接送者必须是学前儿童的父母或者家庭固定接送人,并建立接送卡。外出活动或交接班时,都要清点人数,防止学前儿童独自离开集体。

4.加强与家长的合作

学前儿童的安全管理单靠托幼园所的努力是远远不够的,家长是重要的合作伙伴。托幼园所需要与家长多联系、多沟通交流,及时发现并解决问题,有针对性地帮助学前儿童养成良好的安全习惯,并使相关习惯在家庭中得以继续强化与巩固。

三、学前儿童的安全教育内容

由于学前儿童的认知水平较低,缺乏自我保护意识,同时又活泼好动,对外界充满好奇,所以很容易发生意外事故。成人要经常对学前儿童进行安全教育,让学前儿童在日常生活、学习中注意安全,保护自己,避免受伤害。

1.交通安全教育

保教人员应让学前儿童了解基本的交通规则,教育学前儿童遵守交通规则。例如,红灯停,绿灯行;走人行道,靠右行;不在马路上踢球、玩滑板车、奔跑、做游戏,不横穿马路等。认识交通标志,知道标志的意义和作用。

2.生活安全教育

教育学前儿童不随身携带锐利的器具,如小刀、剪刀等;懂得水、火、电的危险,不玩电源插座、插头、电线,不玩火柴和打火机,不独自玩烟花爆竹,不在水池边玩耍,不私自下水游泳；不爬墙、不爬树、不爬窗台；上下楼梯靠右行，不推挤。

3.游戏安全教育

选择适合学前儿童年龄的玩具。在为学前儿童选择玩具时，要注意玩具适用年龄及玩具的安全警示，确保玩具质地无毒、不易碎，无尖锐的边角等。

游戏时注意安全。对学前儿童要进行游戏时的安全教育，例如，玩滑梯时，不要拥挤，注意秩序；玩游戏棍时，不要用棍子敲打其他小朋友的身体，尤其是头部；玩秋千、跷跷板时要坐稳，以防发生意外。

4.自救知识与求救方法

保教人员应教给学前儿童安全自救知识，如火灾、地震如何自救，走失如何自我保护等；要求学前儿童记住110、119、120求救电话，知道它们的作用并能正确使用；要求学前儿童在遇到危险时大声呼救；要求学前儿童记住自己的姓名、父母的姓名与电话号码、家庭住址、幼儿园名称，并能清楚地表述，知道在紧急情况下如何保护自己。

儿童走失教育

意外事故是威胁学前儿童生命安全的"第一杀手"，因此，托幼园所应将安全工作重点落实在预防和控制上。这不仅要求托幼园所要采取一系列有利于学前儿童安全活动的管理措施，还需要加强对学前儿童的安全教育。保教人员要注意发现一日活动中各种安全教育契机，将安全意识和自我保护能力的培养渗透到学前儿童学习、生活中；还要经常性开展安全教育演练活动，通过游戏、情景模拟等方式，给学前儿童亲身体验的机会，增强学前儿童的安全防范意识。

思考与练习

一、选择题

1.在托幼园所，学前儿童的意外伤害是一种可以预防的"疾病"，工作的重点应落实在（   ）上。

　　A.预防和控制　　　　B.预防和教育　　　　C.教育和控制　　　　D.控制和急救

2.教育学前儿童遵守各种安全制度，也包括遵守（   ），不在马路上停留、打闹和玩耍。

　　A.体育规则　　　　　B.交通规则　　　　　C.游戏规则　　　　　D.社会规则

3."教育学前儿童不随身携带锐利的器具，懂得水、火、电的危险"属于学前儿童安全教育中的（   ）内容。

　　A.游戏安全　　　　　B.生活安全　　　　　C.交通安全　　　　　D.自救知识与求救方法

二、判断题

1.要经常性开展安全教育演练活动，通过游戏、情景模拟等方式，给学前儿童亲身体验的机会，增强学前儿童的安全防范意识。（　　）

2.保教人员在学前儿童活动时远离活动区域容易导致意外事故的发生。（　　）

3.托幼园所要定期检查房舍、场地，随时检修运动器械。（　　）

4.托幼园所家具、玩具要牢固，没有尖角和裂缝，以免造成学前儿童外伤。（　　）

5.放药品的位置要固定，药品要放在学前儿童拿不到的地方并贴上标签，内服药和外用药应分开放置。（　　）

6.学前儿童认识水平低，头脑中判断潜在危险的意识还没有完全形成，因此，会不可避免地发生各种意外伤害。（　　）

7.托幼园所应加强对门卫的管理，建立健全严格的家长接送制度，并建立接送卡片，接送者持有接送卡片就可以接送学前儿童。（　　）

三、简答题

1.简述学前儿童安全教育的内容。

2.简述学前儿童意外事故发生的原因。

任务二　学前儿童意外事故的急救

知识梳理

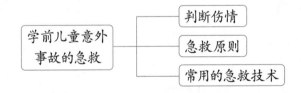

案例导入

　　某幼儿园午餐时间，3岁的明明正在啃排骨，身旁的牛牛悄悄地说着什么，只见明明噗嗤一下笑了，但很快明明小脸憋得通红，说不出话来。大家都吓坏了，不知所措。

　　思考：如果你是带班老师，此时你应该怎么办？

知识积累

学前儿童极易发生各种各样的意外事故，意外事故有大有小，在意外发生后的最初几分钟里，教师若能够准确判断伤情并迅速采取措施，就能够改善学前儿童伤情，甚至挽救学前儿童的生命。

一、判断伤情

1.评估现场环境安全

意外事故
急救概述

学前儿童发生意外事故后，首要任务是迅速评估现场环境是否存在潜在的危险因素，如玻璃碎片、锐利物品等，及时清除并保障现场环境安全，防止二次伤害的发生。

2.检查意识与反应

观察学前儿童是否能对外界刺激做出反应，如用呼唤、拍打等方式，但避免剧烈摇晃学前儿童。如果学前儿童意识清醒，能够回答问题或哭泣，说明意识状态尚好；若学前儿童无法回应或意识模糊，应立即寻求专业救护。

3.观察呼吸与脉搏

检查学前儿童的呼吸是否规律、有力，有无呼吸急促、浅慢或暂停的情况。同时，触摸学前儿童的颈动脉或桡动脉，感受是否有脉搏。若呼吸、脉搏停止，应立即行心肺复苏术，并拨打急救电话。

4.检查有无外伤、出血

仔细检查学前儿童身体表面是否有伤口，注意伤口的位置、大小和深度，是否为开放性伤口。对于出血的伤口，应迅速使用干净的纱布或布料进行压迫止血，并尽快就医。

5.评估四肢活动情况

轻轻移动学前儿童的四肢，观察是否有疼痛反应或异常声响，判断有无骨折、脱臼等情况。若存在这些问题，应避免过度移动，以免加重伤情。

6.注意有无特殊症状

在学前儿童急救中，要注意观察是否有特殊症状出现，如呕吐、抽搐、呼吸困难等。这些症状可能提示更严重的伤情，需要立即就医。

根据以上观察和检查，迅速判断学前儿童伤情的轻重。若伤势较轻，可在进行初步处理后根据伤情需要决定是否送往医院进一步检查，同时通知家长；若伤势严重，应立即进行现场急救，同时拨打急救电话及时送医，并及时通知家长。

二、急救原则

1.抢救生命

当意外事故发生后，教师在急救时应遵循"先救命后治伤，先救重后救轻"的原则，具体要求包括以下四个方面。

（1）先重伤后轻伤。先抢救心搏骤停、窒息、大出血、休克等危重患儿，再抢救骨折固定、伤口包扎等轻伤患儿。

（2）先止血后包扎。先止血，防止患儿因血液大量流失而危及生命，止血后再包扎伤口。

（3）先呼救后急救。要在实施急救之前呼叫保健医生或拨打120急救电话，清楚、简要地陈述情况。在医务人员未到达之前，先采取急救措施，不能等待。

（4）先急救后送医。

2.防止残疾

发生意外后，在实施急救挽救生命的同时，还要尽量防止患儿留下残疾。例如，学前儿童发生严重摔伤怀疑有颈椎、腰椎骨折时，不要随意移动患儿，以防因处理不当造成脊神经损伤，造成其终身残疾。

3.减少痛苦

意外事故造成的损伤往往是严重的，会给患儿的身心带来极大的痛苦。因此，在急救时动作要轻柔、准确，以减小患儿的痛苦，同时给予患儿安慰、鼓励，做好心理疏导。

三、常用的急救技术

1.心肺复苏术

儿童心肺复苏术（Cardiopulmonary Resuscitation, CPR），是针对心脏骤停的儿童实施的心肺复苏抢救措施。其目的是为患儿重新建立被动的血液循环和呼吸，保障其重要脏器的供血、供氧，促使并期待患儿恢复自主血液循环和呼吸，从而挽救患儿的生命。

儿童心脏骤停的最常见原因是继发于呼吸停止或呼吸功能衰竭，如溺水、气道异物、肺炎、窒息等。心跳、呼吸停止后，血液循环终止，各器官缺血、缺氧。由于脑细胞对缺氧十分敏感，一般在血液循环停止4分钟后开始出现脑水肿（脑功能损害），4~6分钟大脑即可发生不可逆损害。因此，发生心脏骤停后，实施心肺复苏的黄金救援时间为4~6分钟，患儿在4分钟内得到有效、快速、准确的救助十分重要。

心肺复苏实施步骤：

（1）确认环境安全。确认现场环境是否安全，确保施救者与患儿处于安全环境后，进行施救。

（2）判断患儿意识。用手拍打患儿双肩并大声呼唤，患儿无动作或无应声即判断为无意识。

（3）呼救。若患儿无意识，立即请人拨打120急救电话和取自动体外除颤仪（Automated External Defibrillator，AED），同时请现场人员将其他学前儿童带离现场，并通知家长。如果只有一人在现场无法同时呼救时，应先实施1分钟的CPR，再拨打120急救电话，然后继续实施CPR。

（4）判断患儿呼吸、脉搏。将患儿摆放为仰卧位，保持呼吸道通畅，采用"听、看、感觉"的方法判断呼吸，即听患儿的呼吸音，看患儿的胸腹部起伏，感觉患儿的呼吸气流。观察5~10秒，同时摸患儿颈动脉或股动脉判断是否有动脉搏动。

（5）实施胸外按压。若无呼吸、心跳，立即进行胸外心脏按压，步骤为：C→A→B，即A：开放气道，B：人工呼吸，C：胸外按压。

①准备：将患儿仰卧于硬实的平面上，身体平直，手放于身体两侧，松解衣裤。

②胸外按压。

a.按压部位：患儿两乳头连线中点（胸骨下半部分）。

b.按压方法：单手掌根（图5-2-1）或双手掌根（图5-2-2）重叠放于按压部位，垂直向下按压，深度约5 cm。

c.按压频率：100~120次/分钟。

d.胸廓回弹：每次按压后完全放松，让胸部充分回弹，使血液回心。

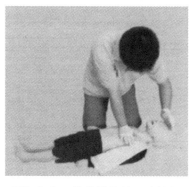 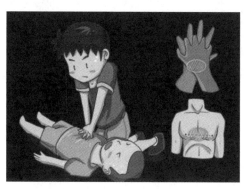

图5-2-1　单掌根胸外心脏按压　　　图5-2-2　双掌根胸外心脏按压

（6）开放气道（图5-2-3）。检查口腔有无异物，若有异物，清除口腔异物，避免异物落入气道，引起窒息。清除异物后采用仰头抬颏法或托颌法开放气道，使患儿下颌角及耳垂连线与地面成60°。

（7）人工呼吸（图5-2-4）。通过口对口或口对鼻吹气，时间持续约1秒，确保通气时可见胸廓隆起。

①口对口：施救者一手捏住患儿鼻孔防止漏气，自然吸气后，用口将患儿的口全部罩住，呈密封状，缓慢吹气，吹气后松开捏鼻孔的手，让气体自动排出。

②口对鼻：此法适用于不能口对口人工呼吸的患儿，如牙关紧闭不能开口、口唇创伤等，救治淹溺者尤其适用。将一只手置于患儿前额后推，另一只手抬下颌，使口唇紧闭，用口罩住患儿鼻子，吹气后口离开鼻子，让气体自动排出。

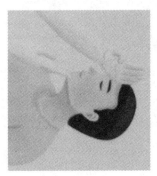 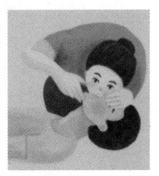

图5-2-3　开放气道　　　图5-2-4　口对口人工呼吸

（8）持续重复胸外按压与人工呼吸。

单人按压/吹气比为30∶2，即每组胸外按压30下，人工呼吸吹气2次。

双人按压/吹气比为15∶2，即每组胸外按压15下，人工呼吸吹气2次。

每完成5组后，评估CPR是否生效，即检查脉搏、呼吸、意识、瞳孔和黏膜面色等变化，如患儿自主呼吸、心跳恢复，有反应或呻吟，散大的瞳孔恢复，面色、口唇、甲床颜色恢复红润则复苏成功，停止实施CPR；若未恢复，则继续实施CPR，直到医务人员到场接替。

学前儿童发生溺水，需要实施心肺复苏时，应先开放气道，进行人工呼吸，再开始胸外按压。注意事项包括：不需要控水；使用AED时，应将被救者移至干燥地面，并擦干胸部的水；对于溺水造成的心搏骤停患者，心肺复苏时间应适当延长，千万不要轻易放弃抢救。

2.气道异物梗阻

气道异物梗阻是一种急症，如不及时治疗，数分钟内即可导致窒息甚至死亡。

气道异物梗阻的急救

1）气道异物梗阻的表现

学前儿童的气道异物梗阻多发生在进食中，或非食物的原因，如误食硬币、果核或玩具等小物品进入气道。气道异物梗阻的识别是成功抢救的关键，异物可引起气道部分或完全梗阻，患者表现为突然剧烈呛咳、反射性呕吐、声音嘶哑、呼吸困难、发绀，常常不由自主地一手呈"V"字状（图5-2-5）紧贴于颈前喉部，表情痛苦。

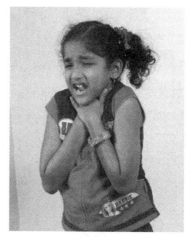

图5-2-5 "V"字形手势

（1）不完全梗阻：患儿咳嗽或咳嗽无力，喘息，呼吸困难，吸气时可以听到高调声音，皮肤、甲床、口唇、面色紫绀。

（2）完全梗阻：较大的异物完全堵住喉部或气管，患儿面色发绀、紫绀，不能说话、不能咳嗽、不能呼吸，很快发生窒息，失去知觉，呼吸、心跳停止。

2）现场急救原则

（1）轻度的气道梗阻症状：鼓励继续咳嗽，不要马上实施叩击背部、冲击腹部和胸部等损伤性措施，因为有可能导致严重的并发症，或导致气道梗阻更加严重，但应严密观察是否发生严重的气道梗阻。

（2）严重的气道梗阻症状、意识清醒者：进行背部叩击法解除梗阻，最多5次；如无效，改用腹部冲击法5次。如果梗阻仍未解除，继续交替进行5次背部叩击和5次腹部冲击，每次背部叩击及腹部冲击后都要检查是否解除了梗阻，如已解除梗阻，即可停止。

（3）如果患儿开始意识不清或已无意识：支撑住学前儿童并小心平放在地上，立即启动急救系统，并进行CPR。

3）急救方法

（1）背部叩击法（图5-2-6）：适用于意识清醒，有严重气道梗阻症状的患儿。

①施救者站到患儿一边，稍靠近患儿身后。

②患儿前倾，使异物能从口中出来，而不是顺呼吸道下滑，用一只手支撑胸部。

③用另一只手的掌根部在两肩胛骨之间进行5次大力叩击。

④背部叩击法最多进行5次，但如果通过叩击减轻梗阻，不一定要做满5次。

（2）腹部冲击法（图5-2-7）：适用于意识清醒，伴严重气道梗阻症状，5次背部叩击法不能解除气道梗阻的患儿。

①患儿立位或坐位。

②施救者站在患儿身后，双臂环绕患儿腰部，让患儿弯腰，头部前倾。

③施救者一手握空心拳，握拳手的拇指侧紧抵患儿剑突和脐之间（脐上两横指）。

④另一手紧握此拳头，用力快速向内，向上冲击。最多重复5次，如果梗阻没有解除，继续交替进行5次背部叩击和5次腹部冲击。

（3）胸部按压法（图5-2-8）：适用于无意识或在腹部冲击时发生意识丧失的气道梗阻患儿。操作方法同心肺复苏术。

①患儿仰卧位，施救者位于患儿一侧。

②按压部位与心肺复苏时胸外按压部位相同。

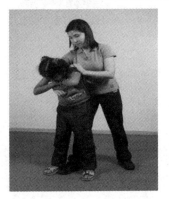 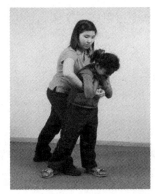 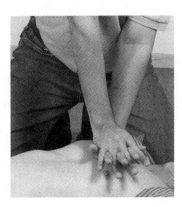

图5-2-6　背部叩击法　　　　图5-2-7　腹部冲击法　　　　图5-2-8　胸部按压法

4）注意事项

（1）正确判断气道异物梗阻是否解除：明确看见异物出来并清理或患儿自己感觉异物出来的同时救护者也看见异物出来；患儿呼吸恢复，能够有进出气流表现，胸廓有明显起伏，呼吸恢复正常。

（2）操作过程中观察患儿意识，如果没有反应，立即行心肺复苏术。

（3）有效预防气道异物梗阻，例如，避免吞咽过量或体积过大的食物；进食时避免大笑；将果冻、豆类、糖果、药丸、药片等放在安全的地方，避免学前儿童误服。

3.外伤出血

1）出血类型

学前儿童发生的很多意外事故都会造成出血，少量出血不会危及生命，但当短时间内出血量超过全身总血液量的1/3时，就会危及生命。当学前儿童出血时，首先需要辨别出血类型，再根据伤情及时进行处理。常见的出血类型见表5-2-1。

表5-2-1　常见的出血类型

出血类型		特点
外出血	动脉出血	血色鲜红,出血时可呈涌泉状或随心搏节律性喷射,大动脉出血可导致循环血容量快速下降,后果严重,必须迅速止血
	静脉出血	血色暗红,血液大量涌出,较动脉出血危害较小,容易止血,仍要迅速止血
	毛细血管出血	血色鲜红,出血量不大,危害小,多能自动止血
内出血	皮下出血	多发生于跌倒、挫伤等情况,一般仅在皮下组织形成血肿,危害性不大,可自愈

2）严重出血的止血方法

控制严重的出血要争分夺秒,应立即采取止血措施,同时呼叫救护车。常见的止血方法有:直接压迫止血法和加压包扎止血法。

（1）直接压迫止血法。该方法是最直接、快速、有效、安全的止血方法,可用于大部分外出血的止血。止血步骤为:

①检查伤口内有无异物,如有表浅小异物,可将其取出。

②将干净的纱布块或手帕或其他干净布料作为敷料覆盖到伤口上,用手直接持续用力压迫止血。

③如敷料被血液湿透,不要更换,再取敷料在原有敷料上覆盖,继续压迫止血,等待救护车的到来。

（2）加压包扎止血法。止血步骤为:

①检查伤口有无异物。

②用足够的敷料覆盖伤口,敷料要超过伤口至少3 cm。

③用绷带或三角巾加压呈环形、螺旋形或"8"字形包扎。

④包扎后检查肢体末端血液循环,如包扎过紧则会影响血液循环,应重新包扎。

3）包扎方法

（1）环形包扎法（图5-2-9）。此法是绷带包扎中最常用的、适用于肢体粗细较均匀处的伤口包扎。包扎步骤为:

①伤口用无菌或干净的敷料覆盖,固定敷料。

②将绷带打开,一端稍作斜状环绕第一圈,将第一圈斜出一角压入环形圈内,环绕第二圈。

③加压绕肢体环形缠绕4~5层,每圈盖住前一圈,绷带缠绕范围要超出敷料边缘。

④最后用胶布粘贴固定,或将绷带尾端从中央纵行剪成两个布条,两布条先打一结,

然后再缠绕肢体打结固定。

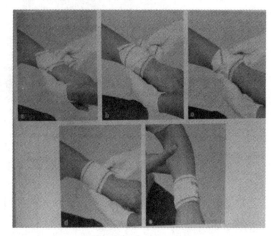

图5-2-9　环形包扎法

（2）螺旋式包扎法（图5-2-10）。包扎步骤为：

①用无菌或干净的敷料覆盖伤口。

②先环形缠绕两圈。

③从第三圈开始，环绕时压住前一圈的1/2或1/3。

④最后用胶布粘贴固定。

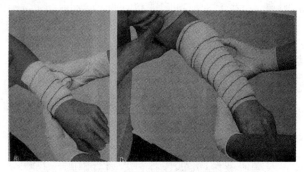

图5-2-10　螺旋式包扎法

（3）"8"字形包扎法（图5-2-11）。此法适用于手掌、手背、踝部和其他关节处伤口。

包扎步骤为：

①用无菌或干净的敷料覆盖伤口。

②包扎手时从腕部开始，先环形缠绕两圈。

③经手和腕以"8"字形缠绕。

④绷带尾端在腕部固定。

⑤包扎关节时绕关节上下"8"字形缠绕。

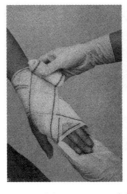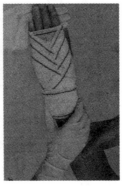

图5-2-11 手部"8"字形包扎

4.骨折

学前儿童骨折后对其进行正确、良好的固定能迅速减轻学前儿童伤痛,减少出血,防止损伤脊髓、神经、血管等重要组织,也是搬运患儿的基础,有利于转运后的进一步治疗。

1)四肢骨折病情判断

(1)安抚学前儿童,消除紧张、恐惧心理,避免因哭闹、不配合而加重伤情。

(2)学前儿童年龄较小,伤情检查需要其他老师的配合,保护伤肢,避免学前儿童本能地活动伤肢,加重伤情。

(3)观察学前儿童意识、精神状态、生命体征、面色等情况。

(4)评估伤肢有无伤口、肿胀情况、疼痛程度、畸形程度,有无骨擦音或骨擦感,有无肢体功能障碍,肢体末端血液循环、感觉、运动情况等。

(5)评估受伤方式,注意排查是否还有除骨折之外的其他伤害。

2)骨折固定的目的

(1)制动,减轻疼痛。

(2)避免损伤周围神经、血管。

(3)减少出血和肿胀。

(4)避免伤口由闭合性变为开放性。

(5)便于搬运时防止二次损伤。

3)骨折夹板固定注意事项

(1)夹板应超过骨折端相邻的两个关节。

(2)先固定骨折端近心端,再固定远心端。

(3)夹板与皮肤、关节、骨突出的部位需加衬垫。

(4)固定位置:上肢屈肘,下肢伸直。

（5）露出指（趾）端，便于检查感觉、运动、末梢血液循环情况。

（6）骨折部位不复位、不涂药、不冲洗，及时就医。

思考与练习

一、选择题

　　1.当发生气道异物梗阻时，患者常常不由自主地表现为手呈（　　）形状紧贴于颈前喉部，表情痛苦。

　　　　A."V"字　　　　　　B.OK手势　　　　　C.剪刀手势　　　　　D.握拳

　　2.学前儿童胸外心脏按压的深度约为（　　）。

　　　　A.3 cm　　　　　　B.4 cm　　　　　　C.5 cm　　　　　　D.6 cm

　　3.学前儿童心肺复苏，开放气道时下颌角及耳垂连线与地面呈（　　）。

　　　　A.30°　　　　　　　B.45°　　　　　　　C.60°　　　　　　　D.90°

　　4.关于心肺复苏，下列说法正确的是（　　）。

　　　　A.A—开放气道，B—人工呼吸，C—胸外按压

　　　　B.A—人工呼吸，B—开放气道，C—胸外按压

　　　　C.A—开放气道，B—胸外按压，C—人工呼吸

　　　　D.A—胸外按压，B—人工呼吸，C—开放气道

　　5.下列关于骨折现场处理的描述，错误的是（　　）。

　　　　A.夹板应超过骨折端相邻的两个关节

　　　　B.先固定骨折端远心端，再固定近心端

　　　　C.夹板与皮肤、关节、骨突出的部位需加衬垫

　　　　D.固定位置：上肢屈肘，下肢伸直

二、简答题

　　1.简述学前儿童心肺复苏效果判断的指标。

　　2.简述为四肢骨折学前儿童进行骨折固定的目的。

任务三 学前儿童常见意外事故的处理

知识梳理

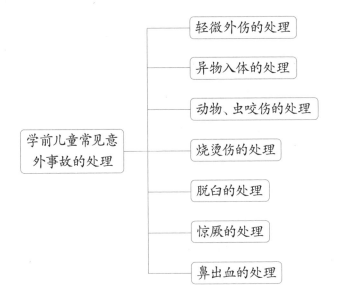

学前儿童常见意外事故的处理
- 轻微外伤的处理
- 异物入体的处理
- 动物、虫咬伤的处理
- 烧烫伤的处理
- 脱臼的处理
- 惊厥的处理
- 鼻出血的处理

案例导入

　　明明在幼儿园游乐区和几个小朋友一起玩耍,玩得正高兴时,一个小朋友从旁边小跑过来带倒了明明,明明倒地时头侧磕到游乐设施上,大哭起来。李老师立即上前查看,发现明明头部左侧出现一个成人拇指大小的隆起,皮肤无破损,可见皮下青紫,轻触隆起中间稍有凹陷,下有波动感,轻触隆起部位时明明疼痛感明显。

　　思考:如果你是该老师,该怎么办?

知识积累

　　学前儿童极易发生各种各样的意外事故,教师若能准确判断伤情并及时采取措施,就能改善学前儿童伤情,减轻学前儿童痛苦,促进学前儿童健康恢复。

一、轻微外伤的处理

1.擦伤

　　擦伤是指学前儿童不慎摔倒、蹭破皮肤而造成的皮肤表层开放性创伤。轻微擦伤会造成皮肤表皮细胞剥脱,有血液和组织液渗出,擦伤严重时伤口会出血。擦伤的伤口常伴有污物。

处理方法:根据伤口的深浅进行处理。若仅蹭破了表皮,只需将伤口处的泥沙清理干净后消毒即可,无须包扎。如果伤口较深有出血,应先用生理盐水清洁伤口,再用消毒液消毒,并止血。若伤势较严重,需在加压止血处理后送医院进行处理。

2.刺伤

刺伤是指针、钉、木屑、铁屑、刺等尖锐物刺入皮肤造成的伤。

处理方法:先将伤口用生理盐水清洗,然后用消过毒的针或镊子顺着刺的方向把刺或异物全部挑、拔出来,接着挤出瘀血,最后用消毒液消毒伤口。如果刺扎在了指甲里或难以拔除,应送医院处理。

3.切割伤

切割伤是指剪刀、文具、破碎玻璃器皿、陶瓷等尖锐物,甚至植物叶片或纸的边缘划破皮肤造成的伤口,伤口常伴有出血现象。

处理方法:先用干净的纱布按压伤口止血。止血后,用75%的乙醇由里向外消毒,覆盖无菌纱布后用绷带包扎。如果是玻璃器皿割伤,应先清洁伤口,再用镊子清除碎玻璃片,消毒后进行包扎。

4.扭伤

扭伤是指在外力的作用下,如从高处跳下、过度扭转等,造成的关节部位闭合性软组织损伤。扭伤的关节会出现皮下肿胀、青紫瘀斑、疼痛、活动受阻等症状。

处理方法:

(1)让患儿停止活动,抬高伤处,以减少出血和组织液渗出。

(2)冷敷:皮肤没有破损时,用冷毛巾或冰袋冷敷伤处,减轻皮下出血和渗液,达到止血、消肿、止痛的目的。每次冷敷15~20分钟,每隔一小时敷一次,24小时内不要揉搓伤处。若皮肤有破损出血,不要冷敷,及时做止血处理。

(3)热敷:24小时后改为热敷,采用热水浸泡或热毛巾敷患处,每次15~20分钟,促进血液循环和瘀血的吸收,以达到减少伤处肿胀、止痛的目的。

二、异物入体的处理

1.眼内异物

小沙粒、小飞虫等东西入眼后会粘在结膜的表面或角膜上,也有的进入眼睑结膜囊内。

处理方法：沙粒粘在眼结膜表面和角膜时，教师清洁双手后，用干净柔软的手绢或棉签，轻轻拭去。若嵌入眼睑结膜囊内，则需要翻开眼皮方能拭去。切不可揉搓眼睛，以免损伤角膜。

2.咽部异物

咽部异物以鱼刺、骨头渣、糖块和果核等较多见，异物卡在咽部，常引起吞咽疼痛、梗阻，不能进食。

处理方法：如能看见异物，可用镊子将卡在咽部的异物取出。如看不见异物，用筷子或勺刺激咽部呕吐促使异物排出。不易取出的，及时送医处理。切忌采用喝醋，吞咽馒头、饭菜等强行咽下，以免划伤食管，引起并发症。

3.鼻腔异物

学前儿童常因好奇、好玩，无意中将小物件塞入鼻孔，如豆粒、弹珠、黏土、小玩具等，造成鼻孔堵塞，影响呼吸的通畅，继而引发炎症。

处理方法：

（1）若一侧鼻孔有异物，用手堵住无异物的一侧鼻孔，让学前儿童深吸一口气，再用力擤鼻，通过气流将异物排出。

（2）用棉签、纸捻等刺激鼻黏膜而打喷嚏，将异物排出。

若以上方法无效，应尽快送医院处理。切不可擅自用镊子夹取，以免将异物捅向深处，甚至落入气管，造成气道异物梗阻。

4.外耳道异物

常见的学前儿童外耳道异物包括两类：一类是活动的生物，如小昆虫；另一类是不能动的小物件，如豆粒、黏土、珠子、小玩具等。这些异物进入学前儿童的外耳道，会引起耳鸣、耳痛、外耳道炎症、听力下降等症状。

处理方法：

（1）当异物是会动的昆虫时，可用植物油滴入外耳道，使虫子失去活动能力，再用镊子取出；或用光照射学前儿童耳朵，引导虫子爬出耳洞。

（2）当异物是不能动的小物件时，可让学前儿童将头偏向有异物的一侧，单脚跳跃使异物排出。若无效果，立即就医，禁用挖耳器、镊子等取异物，避免损伤学前儿童的外耳道及鼓膜。

三、动物、虫咬伤的处理

动物咬伤主要包括被猫和狗咬伤、蛇咬伤、蜂蜇伤等。无论被哪类动物咬伤，都必须及时处理伤口，防止感染。

1.猫、狗咬伤的处理方法

近年来，随着家庭宠物的增多，儿童被咬（抓）伤事件大幅增加。被宠物咬（抓）伤后，对人致命的威胁是狂犬病。在目前的医疗条件下，狂犬病可防不可治，发病后死亡率极高，因此，必须立即妥善处理。

处理方法：

（1）挤压伤口。从近心端向远心端挤压伤口，尽量将可能带病毒的血挤出。

（2）冲洗伤口。用20%肥皂水和一定压力的流动清水交替彻底冲洗15分钟以上，再用生理盐水（或清水）将伤口洗净，用无菌干棉球吸尽伤口残留液，避免残留肥皂液。

（3）消毒伤口。冲洗干净后，用2%碘酊或75%酒精或过氧化氢对伤口进行消毒。

（4）伤口处理。伤口不包扎，可覆一层无菌纱布。

（5）送医院治疗。完成上述处理后，尽快送医院由医生进行处理和治疗。被狗或猫等动物咬伤或抓伤，无论轻重都要在24小时内注射狂犬疫苗，如果伤口较深还需进行清创术，注射破伤风抗毒素。

2.蜂蜇伤的处理方法

（1）蜜蜂蜇伤可用弱碱性溶液（如30%氨水、2%~3%碳酸氢钠、肥皂水等）外敷，以中和酸性毒素。黄蜂蜇伤则用弱酸性溶液（如醋、0.1%稀盐酸）中和。

（2）用针挑拨或纱布擦拭，取出蜂刺。局部症状较重者，可选用中草药外敷（如大青叶加薄荷叶，捣碎外敷）。

（3）如有全身症状（头晕、恶心、呕吐、休克、昏迷），需送医院治疗。

四、烧烫伤的处理

烧烫伤是由热力（火焰、热液、蒸气及高温固体）、电或化学物质等引起的组织损伤。由于学前儿童的皮肤娇嫩，往往会遭受比成年人更为严重的机体损害，感染机会多，并发症多，后果更严重。

1.烧烫伤的伤情判断（表5-3-1）

5-3-1　烧烫伤的伤情判断

深度	表现	感觉	预后
Ⅰ度	仅伤及表皮层，局部红肿、无水泡	灼痛感	3～7天自愈，不留瘢痕
浅Ⅱ度	伤及真皮浅层，局部红肿明显，水泡较大，创面湿润发红	剧痛	2周可愈合，不留瘢痕，短期内有色素沉着
深Ⅱ度	伤及真皮深层，局部肿胀明显，水泡较小，创面苍白或红白相间	疼痛稍迟钝	3～4周可愈合，留瘢痕
Ⅲ度	伤及全层皮肤，甚至皮下脂肪、肌肉、骨骼，无水泡，创面蜡白、焦黄、皮革样	无痛感	留瘢痕

2.处理方法

烧烫伤的急救处理见图5-3-1。

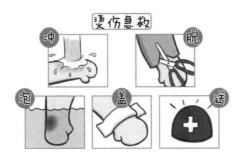

图5-3-1　烧烫伤的急救处理

（1）冲：冷水冲洗烧烫伤处皮肤10～15分钟，用降温达到减轻疼痛、减轻肿胀的目的，冲水越及时效果越好。

（2）脱：用剪刀剪开伤处的衣服，保持烫伤处创面的清洁，注意勿撕扯伤口。

（3）泡：用冷水浸泡伤处止痛，通常应持续30分钟以上。

（4）盖：用消毒纱布覆盖伤处，以防感染。注意烧烫伤创面不能涂抹牙膏、肥皂、食醋等物，以免引起感染。

（5）送：根据病情需要，及时将患儿送往医院进行后续处理。

五、脱臼的处理

学前儿童的关节韧带松，如用力过猛，则可能造成关节面脱离原来的位置，即脱臼，以肩关节、肘关节脱位最为常见。脱臼表现为关节功能丧失、局部疼痛。

处理方法：不要活动受伤的部位，迅速送往医院，让外科医生采用手法复位。

六、惊厥的处理

惊厥俗称抽风、抽筋、抽搐，是学前儿童常见的急症，常由高热、流脑、菌痢、癫痫等引起，学前儿童以高热惊厥最为常见。高热惊厥典型的表现为：体温多在38.5 ℃以上，意识突然丧失，面部及四肢肌肉呈强直性或痉挛性抽搐，两眼球固定或上翻斜视，头转向一侧或后仰，牙关紧闭，口吐白沫，常伴有屏气，部分患儿可出现大小便失禁，喉痉挛等，经数秒至数分钟自行停止，一般不超过3分钟，少数抽搐短暂者意识清醒。也有不典型的表现，如仅表现为呼吸暂停、双眼凝视、反复眨眼等；有时仅有局限性的肢体抽动，如口角抽动、单侧肢体的抽动、口角流涎等，往往不伴有意识障碍。

处理方法：

（1）患儿惊厥发作时就地进行抢救，立即将患儿平卧，头偏向一侧。

（2）解开患儿衣领、裤带，以防衣服对患儿的束缚影响呼吸。

（3）预防窒息，及时清除患儿口、鼻腔分泌物和呕吐物，保持呼吸道通畅。

（4）移开患儿周边硬物，如在床上则加设床挡，防止患儿出现外伤或坠床。

（5）患儿抽搐时，不要强行用力按压或牵拉其肢体，以防止外力造成肢体脱臼或骨折。

（6）保持室内安静，光线适宜，避免一切不必要的刺激。

（7）根据患儿高热情况，在患儿前额、手心、大腿根等处放置冷毛巾、冰袋或使用退热贴等进行物理降温。

（8）密切观察患儿生命体征、意识状态、瞳孔变化，做好记录。发作缓解后迅速将患儿送往医院检查治疗，防止再次发作。

七、鼻出血的处理

鼻外伤、鼻腔异物、鼻的病变或挖鼻孔时损伤鼻黏膜等都可引起学前儿童鼻出血。

处理方法：安慰学前儿童不要紧张，用口呼吸，头略向前低，捏住鼻翼5~10分钟，同时用湿毛巾冷敷鼻部和前额。止血后2~3小时不能剧烈活动，以避免再次出血。若无法止血或学前儿童经常鼻出血，应到医院诊治。

（1）冷敷止血法。用湿毛巾冷敷患儿的鼻部、前额和后颈，使其血管收缩减缓出血。

（2）指压止血法。用食指和拇指紧捏患儿两侧鼻翼，压向鼻中隔10分钟，其间不能松开，以达到压迫止血的目的。冷敷止血与指压止血可以同时进行。

（3）堵塞止血法。若出血量大或用上述方法不能止血时，可用堵塞止血法：取无菌棉球(可加滴麻黄素,具有收缩血管的功效)或止血海绵填塞鼻孔,填塞不能太松,否则达不到止血目的。

思考与练习

一、判断题

1.学前儿童擦伤的一般处理程序:清除伤口异物、消毒止血、包扎。( )

2.弹珠进入了学前儿童的外耳道,教师要尽快用镊子取出。( )

3.学前儿童扭伤后为减轻疼痛应及时热敷。( )

4.小昆虫进入学前儿童外耳道后,可向外耳道滴入植物油,使虫子失去活动能力后再取出。( )

5.咬伤的伤口进行初步处理后可不包扎,覆一层无菌纱布送医即可。( )

二、简答题

1.简述学前儿童烧烫伤的现场处理方法。

2.简述猫、狗咬伤的现场处理步骤。

模块六 学前儿童心理健康

学习目标

▶ 1.了解心理健康的含义。

▶ 2.知道学前儿童心理健康的标志。

▶ 3.熟悉学前儿童常见的心理卫生问题。

▶ 4.掌握学前儿童心理健康教育。

任务一 学前儿童心理健康的标志

知识梳理

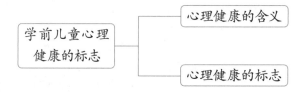

案例导入

《学前教育研究》中的一篇文章指出,根据对全国22个城市的调查,中国儿童、青少年行为问题的检出率达12.97%。另外,上海精神卫生中心对上海市3 000名4~5岁幼儿的心理健康进行了调查,其中8.8%的幼儿有不良习惯,11%的幼儿情绪抑郁、自卑,5.8%的幼儿焦虑、紧张,20%的幼儿表现出多动、坐立不安,25%的幼儿偏食,22%的幼儿性情古怪。

由此可见,我国幼儿的心理健康教育不容忽视。那么如何着眼于幼儿一生的幸福,正确引导,细心呵护,让幼儿的心理健康发展呢?

知识积累

影响幼儿心理健康的因素是多样的,关注并重视幼儿的心理健康,不仅可以促进幼儿身心健康发展,而且有益于幼儿一生的健康。

一、心理健康的含义

心理健康是一种心理状态,是指人体心理各个方面及活动过程处于一种良好或正常的状态,即人的心理处在健康状态。

二、心理健康的标志

心理健康,是现代人健康不可分割的重要方面,那么,怎样判断一个人的心理是否健康呢?人的生理健康是有标准的,一个人的心理健康也是有标准的。总体来说,判断个体心理健康的标志包括保持性格良好、智力正常、认知正确、情感适度、意志合理、态度积极、行为恰当、适应环境的整体状态。而不同年龄段的心理健康标准也有所不同。《幼儿园教育指导纲要》明确指出,幼儿教育要树立正确的健康观念,在重视幼儿身体健康的同时,更要高度重视幼儿的心理健康。这是每一个幼儿教师的神圣职责。

那么,学前儿童心理健康的标志是什么呢?

1.动作、智力发展正常

动作的发展是婴幼儿心理发展的外在指标,动作发展对智力发展尤为重要,动作是智力的起点。动作、智力发展正常是儿童与周围环境取得平衡和协调的基本心理条件,是心理健康的首要标志。通常我们把智力看作以思维力为核心,包括观察力、注意力、记忆力、思维力和想象力等各种认知能力的总和。婴幼儿大动作发展顺序见表6-1-1,婴幼儿精细动作发展顺序见表6-1-2。

表6-1-1 婴幼儿大动作发展顺序

动作项目	月龄	动作发育
抬头	新生儿	俯卧位能抬头1~2秒
	3月	抬头较稳
	4月	抬头很稳并能自由转动
翻身	5月	从仰卧翻到俯卧
	6月	从俯卧翻到仰卧
坐	5月	靠背坐时腰能伸直
	6月	两手向前撑住后能坐
	7月	独坐时身体略向前倾

续表

动作项目	月龄	动作发育
坐	8月	独坐稳,并能左右转身
爬	7~9月	手支撑胸腹,使身体离开床面并能原地转动
	8~9月	用上肢向前爬
	10~12月	爬时手膝并用
立	8月	揽扶时能站立片刻
	11月	独立站片刻
走	10月	扶着两手向前
	15月	独走很稳
	18月	跑、倒退走、爬楼梯
跳	24月	并足跳,单足独立1~2秒
	30月	单足跳1~2秒

表6-1-2 婴幼儿精细动作发展顺序

月龄	细动作
新生儿	双手握拳很紧
2月	握拳姿势逐渐松开
3月	自己玩手
4月	能抓住玩具
5月	能在手所及的范围内抓住物体并放入口中
6~7月	能独自摆弄玩具,从一手转移到另一手
8月	用拇指、食指平夹取物
9~10月	用拇指端、食指端取物,能将手中的物体放掉
12~15月	学会用匙,几页几页翻书,用蜡笔乱涂
18月	能叠2~3块积木,会拉脱手套、袜子
24月	能叠6~7块方木,会握住杯子喝水,一页一页翻书,模仿画直线和圆

2.情绪稳定,适度表达情感

情绪是指伴随着认知和意识过程产生的对外界事物的态度,是对客观事物和主体需求之间关系的反应,是以个体的愿望和需要为中介的一种心理活动。它既是一种心理过程,又是心理活动赖以进行的背景。稳定的情绪状态反映了中枢神经系统功能活动的协调性,表示人的身心处于平衡状态。心理健康的幼儿对待环境中的各种刺激能表现出与其年龄相符的适度反应,能经常保持愉快、开朗、自信、满足的心情,善于从生活中寻求乐趣,对生活充满希望。更重要的是,情绪稳定性好,具有调节、控制自己的情绪以保持与周围环境动态平衡的能力,并能合理地宣泄不良的情绪。

3.性格特征良好

性格特征是一个人的行为方式和情感表现的集合,是一个人所具备的稳定的个性心理和行为特征,不受时间、场合的影响,是不易改变的。心理健康的幼儿在性格特征中一般具有热情、主动、勇敢、自信、诚实等性格特征。在日常生活中表现出心情愉快、活泼开朗、精力充沛、爱好广泛、态度积极、无心理问题,无不良嗜好。

4.行为统一协调

心理健康的幼儿身心统一、协调,因为感知觉、思维等都正常,因此,外显行为与心理相一致。而心理不健康的幼儿身心就会出现不统一、不协调的情况。比如,身心健康的幼儿在有人陪着玩、有好吃的情况下,会高兴;而失去亲人或感到孤单时,会伤心或觉得没意思,这是身心统一和谐的表现。但自闭症幼儿更沉迷于个人世界,对外界其他人或物忽视不见。又比如,身心健康的幼儿通常注意力能够集中,而多动症的幼儿在行为上具有多动好动、注意力不集中、学习困难、上课坐不住、走神发呆、停不下来、小动作多等相关表现。

5.乐意交往,人际关系和谐

幼儿的人际关系虽然比较简单,人际交往的技能也比较差,但是心理健康的幼儿乐于与人交往,也希望通过交往获得别人的了解、信任和尊重。

幼儿的心理健康状况是在与他人的交往中表现出来的。和谐的人际关系既是心理健康不可缺少的条件,也是获得心理健康的重要途径。其表现:一是乐于与人交往,既有稳定而广泛的人际关系,又有知心朋友;二是在交往中保持独立而完整的人格,有自知之明,不卑不亢;三是客观评价别人,取人之长,补己之短,宽以待人,乐于助人;四是在交往中积极态度多于消极态度。

6.适应环境变化

心理健康的人,当周围生活环境发生变化时,能较快适应,及时调整自己的心态和行为方式,继续平静地生活。

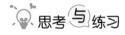 思考 与 练习

一、选择题

1.一个健康的人,既要有健康的身体,又要有健康的(   )。

　　A.情绪　　　　　　B.能力　　　　　　C.心情　　　　　　D.心理

2.智力一般是观察力、注意力、记忆力、思维力、想象力的综合,它是以( )为核心的。

　　A.观察力　　　　　B.记忆力　　　　　C.思维力　　　　　D.注意力

3.( )是指伴随着认知和意识过程产生的对外界事物的态度,是对客观事物和主体需求之间关系的反应,是以个体的愿望和需要为中介的一种心理活动。

　　A.情绪　　　　　B.能力　　　　　C.心情　　　　　D.心理

4.心理健康的幼儿在情绪上表现为( )。

　　A.愉快、自信、满足的心情　　　　　B.激动、开心、兴奋的心情

　　C.平静、安静、淡定的心情　　　　　D.冷漠、沮丧、伤心的心情

5.( )是心理健康不可缺少的条件,也是获得心理健康的重要途径。

　　A.情绪稳定　　　　　　　　　　B.和谐的人际关系

　　C.行为协调　　　　　　　　　　D.性格开朗

二、判断题

1.某幼儿很少生病,表明他很健康。( )

2.某幼儿智商为110分,他是个心理健康的人。( )

3.我们要培养幼儿活泼、开朗、乐观、自信、谦虚、诚实、勇敢等健康的心理。( )

4.幼儿的人际关系不够和谐表现为不能与他人友好相处,缺乏同情心,斤斤计较,嫉妒,猜疑,与环境格格不入。( )

5.儿童的自我意识主要来自父母、教师、小朋友的评价。( )

6.性格是个性最核心、最本质的表现,性格良好反映了人格的健全与统一。( )

三、简答题

1.学前儿童心理健康的主要标志是什么?

2.心理健康的幼儿有哪些表现?

任务二 学前儿童常见心理问题

知识梳理

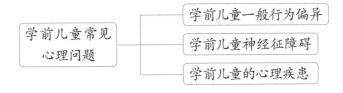

案例导入

5岁的小丽是一个活泼好动的女孩,但是最近她在幼儿园却总是注意力不集中,经常走神,情绪也比较低落。经过和老师交流了解到,最近小丽的家庭环境不太和谐,父母经常吵架,影响了她的状态,导致小丽情绪不稳定。针对这种情况,幼儿园和家长需要共同努力,为小丽营造一个和谐稳定的家庭环境,同时也要给予她更多的关心和理解,帮助她调整情绪,提高集中注意力的能力。

知识积累

心理卫生问题是在特定情境和特定时间内由不良刺激引起的心理异常现象,属于正常心理活动中暂时性的局部异常状态。判断学前儿童的心理活动是否正常,必须从多方面进行细致的观察、调查、分析和比较,不能看到学前儿童偶尔的行为表现就轻易下结论,必要时要请专业人员进行测评,做出科学的诊断。如果长期的心理卫生问题得不到适当的调整,不能适时恢复到正常状态,就有可能导致精神疾病。应及早发现并重视学前儿童的心理卫生问题,及早进行分析、矫治。

一、学前儿童一般行为偏异

1.情绪障碍

1)儿童期恐惧

恐惧是对危险的一种预感,是人们企图摆脱、逃避某种物体或情景,又苦于无力时的一种情感。

学前儿童常因怕动物、怕水、怕火、怕被丢弃等表出紧张、哭闹等情绪。学前儿童恐惧的对象主要有两类,一类是具体的事物,另一类是某些抽象的概念。年龄越小的学前儿童越容易对具体的事物产生恐惧。

2）焦虑症

焦虑症也是学前儿童较常见的一种情绪障碍，是一种以恐惧和不安为主的情绪体验，但无具体的指向性。

焦虑症的主要表现是情绪焦虑、行为不安和自主神经系统功能紊乱。自主神经系统功能紊乱症状有胸闷、心悸、呼吸急促、出汗异常、头痛、恶心、呕吐、腹痛、口干、四肢发冷、尿频、失眠、多梦等。

3）屏气发作

屏气发作又称为呼吸暂停症，是一种在学前儿童时期较多见的发作性神经官能症，主要特征是在情绪急剧变化时出现呼吸暂停。

屏气发作的学前儿童在遇到不符合自己意愿的事情时，突然出现急剧的情绪爆发，如发怒、惊惧、哭闹等，随即发生呼吸暂停，轻者呼吸暂停0.5~1分钟，面色发白，口唇发绀、紫绀；重者呼吸暂停2~3分钟，口唇发绀、紫绀，全身僵直，意识丧失，出现抽搐，之后肌肉逐渐松弛，恢复正常呼吸。

4）暴怒发作

暴怒发作是宣泄不良情绪的一种过火行为，多见于学前儿童，频繁发作可成为一种情绪障碍。

学前儿童在其要求或欲望得不到满足，或遭受挫折时，可能会表现出哭闹、尖叫、在地上打滚、用头撞墙、撕东西、扯头发等过激行为。

2.睡眠障碍

1）梦魇

梦魇是学前儿童中较为常见的一种睡眠障碍，多见于3~7岁的儿童。

学前儿童在睡眠过程中出现噩梦，因而呼叫、呻吟，伴有呼吸急促、心跳加快，自觉全身不能动弹，在梦中大声哭喊以致惊醒，醒后仍有短暂的情绪失常，表现出紧张、害怕、出冷汗、面色苍白等，对梦境尚有片段的记忆，发作后可继续入睡。

2）夜惊

夜惊是睡眠障碍的一种表现，其发生与白天情绪紧张有密切关系，常见于2~5岁的学前儿童，且男孩多于女孩。

夜惊一般发生在入睡15~30分钟后，在没有任何外界环境变化的情况下，突然哭喊惊叫，并从床上坐起、两眼直视、表情惊恐、手足乱动、呼吸急促、心跳加快、出汗等，对他人的安抚不予理睬。发作持续10分钟左右后，又自行入睡，次日醒来后对夜惊发作完全遗忘，或者仅有片段记忆。

3.品行障碍

1）攻击性行为

攻击性行为是学前儿童中最常见的一种品行障碍，到学龄期后则日渐减少。学前儿童的攻击性行为一般是针对家长、老师或同伴，多见于男孩。

当他们的需求得不到满足，或者自己的权利受到损害时，显得焦躁不安，通过采取身体上或语言上的攻击方式，引起同伴或成人与自己对立和争斗。

2）说谎

（1）无意说谎：指出于无意，把想象中的事当作现实存在的事，说话夸张，但不会造成伤害。例如，孩子说"我家有一个像房子一样大的气球"等。

（2）有意说谎：指出于故意，对别人或自己造成伤害的不真实的话。例如，为了不去上学说肚子疼等。

3）拒绝上幼儿园

学前儿童初次离开家庭到集体中生活，常表现出不愿意上幼儿园，并出现哭闹等情绪波动。大多数情况下，经过父母和老师的劝导能够较快地适应新的环境。

有的学前儿童情绪波动过大，持续时间过长，甚至害怕上幼儿园，一谈到幼儿园或硬让他们上幼儿园时，他们的脸部表情便变得呆板或惊恐，心跳加速，肌肉紧张，严重时还伴有出汗、呕吐、腹痛、腹泻等症状，多发生于3~4岁的学前儿童。

4.心理机能发展迟缓

1）遗尿症

遗尿症是学前儿童中常见的排泄行为障碍，是指5岁后仍不能控制排尿，经常夜间尿床、白天尿裤子。遗尿症包括原发性遗尿症和继发性遗尿症。

（1）原发性遗尿症：从婴儿期延续而来，5岁以上儿童在夜间睡眠状态下不自主排尿，每周不少于2次，从未有过6个月以上不尿床，并且排除其他可能引起遗尿的器质性疾病。

（2）继发性遗尿症：已会控制小便半年以上，5岁以后又再次遗尿。

2）口吃

口吃是一种常见的语言节奏障碍，通常是语言不流畅，说话节律与韵律受阻，大多始于2~5岁的学前儿童，且男孩多于女孩。

一般口吃表现为正常的语言节律受阻,不自觉地重复某些字音或字句,音节或单词不由自主地延长、重复或停顿,常伴着踩脚、摇头、挤眼、歪嘴等动作才能费力地将字音发出。

口吃患儿大多自卑、羞怯、退缩、孤僻、不合群,有的表现为易激动、情绪不稳。

3）语言发育迟缓

语言发育迟缓又称为发育性语言表达障碍,是指小儿语言发育明显落后于同年龄孩子的语言发育水平。

语言发育迟缓的学前儿童容易情绪烦躁、爱哭,对学习语言兴趣差,不愿学说话,喜欢用手势、表情来表达意思,但对语言的理解力正常。部分患儿不能理解简单的命令,能听到声音,却对语言无反应,但给以手势或在看电视时有情绪反应。这类患儿通常需要接受特殊教育。

4）儿童期多动综合征

儿童期多动综合征又称为注意缺陷障碍,临床表现多种多样,其症状表现的高峰年龄是少年期,但常常在幼儿期,甚至乳儿期就有多动不安的表现。

儿童期多动综合征主要表现为活动过度、注意力不集中、情绪不稳、冲动任性,感知觉及认知障碍轻微的神经系统缺陷、先天性缺陷,如各种耳畸形,双眼距离过宽或过窄、斜视,手指或脚趾畸形等。

5.不良习惯

1）吮吸手指

婴儿吮吸手指极为常见,也是婴儿感觉处于口腔探索期的一种正常表现。随着年龄增长,这种行为会逐渐消退。若幼儿仍保留这种幼稚动作,成为习惯,应及时纠正。

2）咬指甲癖

咬指甲癖是在学前儿童中发病率较高的一种无意识行为,是缓解紧张、分散注意力的一种不良习惯性做法。

咬指甲癖不仅受到来自社会、同学以及家庭的歧视,而且影响学前儿童的身心健康。有的学前儿童的咬指甲行为常常发生在注意力被某种东西吸引或精神紧张时。有咬指甲癖的学前儿童有时还会咬随身的其他东西,如咬铅笔和手帕等。

3）习惯性摩擦阴部

习惯性摩擦阴部也是学前儿童常见的不良习惯之一,但不属于性早熟现象,最早可发生在1岁左右,男孩多于女孩。

习惯性摩擦阴部大多发生在孩子入睡前或刚醒来时,也有的不分场合,避开成人干涉暗自进行。患儿一般将两腿交叉上下移擦，或骑坐在跨栏、床角上来回活动身体，摩擦会阴部出现面部潮红、眼睛凝视、表情不自然等现象。

二、学前儿童神经征障碍

1.儿童恐怖症

恐怖症是指儿童对某些物体或某些特殊环境，明知自己不存在真实的危险却产生异常强烈的恐惧心理，常伴有焦虑情绪、回避行为以及自主神经系统功能紊乱等症状，比恐惧症严重得多。所害怕的事物实际上并无危险，或虽有危险但儿童的恐惧程度超过了正常程度。

对某一种事物的特别恐惧感一直存在，不随年龄的增长而消退，并由此引发退缩和逃避行为，影响正常生活和学习。出现恐惧症状后，经百般劝慰和解释也不能消除恐惧，并反复出现、急于逃避的儿童恐怖症应进行综合治疗，原则上以心理治疗为主、药物治疗为辅。同时，还需要老师和家长积极配合，用讲道理、讲事实等方法使其逐渐摆脱恐怖。

2.儿童强迫症

儿童强迫症主要表现为强迫观念或强迫行为。

1）强迫观念

强迫观念是指反复出现的毫无意义的观念、思想或冲动，主要包括强迫怀疑、强迫回忆、强迫性穷思竭虑、强迫对立观念。

2）强迫行为

强迫行为是指反复地做一些刻板的、仪式性的行为，主要包括强迫洗涤、强迫计数、强迫仪式性动作、强迫检查。

三、学前儿童的心理疾患

1.智力落后

学前儿童心理健康的标志

儿童智力落后又称为精神发育迟缓，由某些疾病或其他因素导致智力发展在平均水平以下的状态，由智商、社会适应能力、智力落后是否发生在16岁或18岁之前三个指标决定。

按照当前公认的美国智力缺陷学会所定的标准，智力落后可按其严重程度分为四等：①轻度智力落后（IQ 55～69）；②中等智力落后（IQ 40～50）；③严重智力落后（IQ 25～39）；④极严重智力落后（IQ低于25）。

2.儿童孤独症

儿童孤独症是广泛性发育障碍的一种亚型，多见于男孩，起病于婴幼儿期，主要表现为不同程度的言语发育障碍、人际交往障碍、兴趣狭窄和行为方式刻板。约有3/4的患儿伴有明显的精神发育迟滞，部分患儿在一般性智力落后的背景下某方面具有较好的能力。

思考与练习

一、选择题

1.（　　）也是学前儿童较常见的一种情绪障碍，是一种以恐惧和不安为主的情绪体验，但无具体的指向性。

    A.强迫症　　　　　　B.多动症　　　　　　C.焦虑症　　　　　　D.孤独症

2.判断幼儿心理活动是否正常，必须（　　）。

    A.看幼儿的某一行为表现　　　　　B.看幼儿偶尔的行为表现

    C.多方面地观察、调查和分析比较　　D.轻易下结论

3.幼儿反反复复清理书包，反复洗手等是（　　）。

    A.幼儿期恐惧的表现　　　　　　B.幼儿强迫症的表现

    C.习惯性口腔动作的表现　　　　D.攻击性行为的表现

4.幼儿夜惊时（　　）。

    A.会突然哭喊出声，两眼直视

    B.会遗尿

    C.在睡眠状态中起床行走，做一些动作

    D.醒后对夜间行为有清楚记忆

5.大部分遗尿症产生的主要原因是（　　）。

    A.白天过度紧张和疲劳

    B.环境改变

    C.晚上没有按时睡觉

    D.家庭教养不当，没有养成良好的排尿习惯

6.幼儿出现打人、骂人、咬人、踢人等行为属于（　　）。

    A.攻击性行为　　　B.多动症　　　　　C.习惯性口腔动作　　D.行为障碍

7.IQ：55～69属于（　　）。

    A.智力超常　　　　B.智力正常　　　　C.边缘智力落后　　　D.轻度智力落后

8.( )是常见的语言节奏障碍,通常表现为语言不流畅,说话节律与韵律受阻。

 A.咬字不清 B.口吃 C.发音短促 D.尾音拖长

二、判断题

 1.年龄越大的学前儿童越容易对具体的事物产生恐惧。( )

 2.幼儿心理出现长期停滞不前,甚至不进反退的现象,这个幼儿很可能就不正常了。( )

 3.家长和教师不可采用恐吓、威胁的方法教育幼儿,否则幼儿可能会对特定的动物、人、物品或情境产生过分的或不合理的恐惧和回避反应。( )

 4.幼儿有强迫观念或强迫行为,或二者兼有,称为幼儿强迫症。( )

 5.遗尿多发生于夜间,故也称夜尿症。( )

 6.多动症的症状可随年龄的增长逐渐消失,因此,不必矫治。( )

 7.幼儿说谎说明幼儿品行不良,应严肃对待。( )

三、简答题

 幼儿常见的心理问题有哪些?

任务三 学前儿童心理健康教育

知识梳理

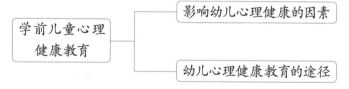

案例导入

 小林,男,6岁,大班幼儿,自由散漫,喜欢惹是生非,上课时总爱插嘴,因此,大家都不喜欢他。由于常受到同伴们的嘲笑,他觉得自尊心受到了伤害,就会去打骂同伴。一旦家长批评,他就会发脾气,对家长的劝说一点也听不进去,对家长提出的要求更是讨价还价。经过和小林妈妈交谈,侧面了解到爸爸因为工作原因经常不在家,对他的教育也是空白状态。偶尔回来一次,对小林所做的错事也缺乏教育管制,常常是一味地打骂,同时妈妈对他又很溺爱,爸爸的粗暴造成了他的固执和任性,不良的家庭教育环境使他养成以自我为中心的心理和自由散漫的个性。

知识积累

一、影响幼儿心理健康的因素

1.生理因素

生理因素包括遗传因素与疾病因素两个方面。

遗传因素是心理发展必要的物质前提,许多心理行为受遗传的影响,如性格内向或外向,行为退缩或攻击,情绪焦虑或抑郁。

某些疾病会引起心理健康的失衡,甚至导致严重的心理疾病。对于精神分裂症、躁狂抑郁症等内源性精神病,遗传因素在其发病过程中起着十分重要的作用。

临床研究表明,由于病菌或病毒感染中枢神经系统的组织结构而导致的心理障碍,可阻抑心理的发展,造成智力迟滞或痴呆,因疾病造成的身体不适可使孩子情绪和行为问题增多,容易形成被动、退缩、任性等心理健康问题。

另外,母亲孕期的健康状况、营养状况、情绪状况也可能会对幼儿心理健康造成影响。大脑损伤也是影响幼儿心理健康发展和造成心理障碍的重要原因之一。

2.家庭因素

家庭因素包括家庭结构、家庭教养方式、家庭气氛、家庭生活条件等。离异家庭幼儿是一个非常特殊的群体,具有一些相同的行为表现,如孤独、自卑、任性、胆怯等,存在着较严重的撒谎、多动、讲脏话、自虐等一系列行为偏差问题。国内外许多研究表明,离异家庭儿童在智力、同伴关系、亲子关系、情绪障碍、自我控制和问题行为等方面,与完整家庭儿童相比都存在着显著的差异。

家庭氛围对幼儿的心理健康具有特别重要的意义,幼儿在与家庭成员的交往过程中,能自然地流露出情感,而情感的自由表达和流露有利于幼儿人格的健全发展。

在教养方式上,父母一味地从物质上、行动上满足孩子的需要,致使孩子欲求过多,容易产生依赖、自私、任性、蛮横、以自我为中心、退缩、孤独、不爱劳动等心理健康问题和不良品质。同时家长为了能实现自己的高期望,就对孩子进行高强度的教育。对儿童的期望值过高,惯于横向攀比,要求过严,教育方式简单、粗暴,造成了幼儿沉重的精神负担,产生自卑、退缩、冷漠、无所适从等不良倾向。

3.社会环境因素

1)社会生活环境

人口密集是都市化的一个重要特征。单元房或高层住宅优化了城市儿童的生活环境,有利于他们学习和休息,但幼儿的活动空间明显缩小了。调查表明,高层住宅中的幼儿至少有40%减少了户外活动,长期生活在单元楼房内的儿童,易形成孤僻、脆弱、暴躁等不良性格。

电视已成为儿童日常生活的重要伙伴。电视使幼儿知识量、信息量剧增,视野空前拓宽,并可从中学到亲社会行为。但电视也给儿童的行为发展带来了负面影响,使得他们只是被动地接收信息,缺少主动交流,容易产生孤独、沉默、退缩、自私等不良行为。

2)幼儿园环境

师幼关系对幼儿行为的影响直接影响幼儿心理的健康发展,其中起主导作用的是教师的教育思想、教育态度、教学方法和个性特征。

同伴关系是幼儿亲近社会行为发展的基本途径,良好的同伴关系是心理健康的必要前提。健康的同伴关系有益于形成和发展积极的自我概念,学会与别人友好相处,养成合作性行为。但如果幼儿期有不良的同伴关系,相互攻击、猜疑、排斥、攀比或远离群体、孤独自处,甚至剥夺与同伴交往的机会,则容易产生独占、攻击、粗暴或胆怯、孤独、不合群等行为,使其身心和社会性发展严重受阻。

幼儿园如果学习压力过大,成绩差的幼儿总是处于挫折与失败之中,便会发生学习困难而多动、逃学、攻击行为或其他反社会行为。

4.个体因素(关键因素)

气质和性格是个体稳定的心理特征。美国学者托马斯从养育的角度将儿童的气质分成三种类型。一种是容易护理的儿童,他们的饮食、睡眠习惯和大小便都有一定的节律,喜欢探究新事物,很容易适应环境的变化。第二种是困难的儿童,他们的活动没有节律,对新生活很难适应,遇到新奇的事物或人容易产生退缩行为,心境十分消极,容易表现出不寻常的紧张反应,如大哭、大叫,发脾气时脸会变色。第三种是慢慢活跃起来的儿童,他们的生活节律多变,初遇新事物或陌生人时往往会退缩,对环境的适应较慢,心境带有否定性。

性格是个性的核心,是幼儿最明显、最主要的心理特征。例如,惧怕行为、沉默不语、缺乏主动性等常常是性格胆小、拘谨的幼儿,而攻击性行为、爱发脾气等容易发生在性格外向、暴躁的幼儿身上。

二、幼儿心理健康教育的途径

1.创设良好环境,促进学前儿童健康成长

学前儿童心理健康教育的途径

环境是重要的教育资源,而且是隐性资源,能对学前儿童产生熏陶、感染的作用,对学前儿童的心理健康教育起到"无声胜有声"的独特效果。因此,要为学前儿童创设丰富的物质环境,营造宽松的精神环境。丰富的物质环境不仅是教学活动赖以进行的物质基础,还能启迪学前儿童的智慧,缓解学前儿童的压力,满足学前儿童的心理愿望和需要。在宽松的精神环境中,教师尊重学前儿童的人格,体会他们的意愿,学前儿童没有顾虑、没有压抑,就会有话敢说敢讲,遇事敢想敢做。同时,教师还要提高自身的心理素质,用健康的心理影响学前儿童,时刻意识到自己角色的特殊作用,随时调控自己,尤其在面对困难挫折时更要保持健康、积极、乐观向上的心态,处处给学前儿童提供积极的影响。

2.在日常活动中融合心理健康教育的内容

人的生理健康和心理健康是互相制约的,现代医学研究表明,人长时间处于不正常的心理状态中会生病,甚至诱发精神疾病。在我国目前的学前教育中,虽然对学前儿童机体上的健康已有了相当的重视,但对学前儿童的心理健康却较为忽视。教师们往往把保育工作狭义地理解为对学前儿童身体的保护、关心、照顾、营养及锻炼,实际上保育还应注重学前儿童心理过程的发展和培养。在托幼园所里,教师应注意利用游戏活动、教学活动、日常生活活动对学前儿童进行心理健康教育,保教结合,促进学前儿童健康成长。

1)培养学前儿童良好的生活习惯

良好的生活习惯有益于学前儿童情绪饱满、情绪稳定。生活有规律,安排有序,习惯成自然,学前儿童的身心健康就有了保障。如果生活杂乱无章,就会破坏正常的生理活动和心理平衡,学前儿童烦躁易怒,记忆力下降,反应迟钝,身心俱伤。使学前儿童养成良好的睡眠习惯、进食习惯、排便习惯及卫生习惯,对于学前儿童保持良好的精神状态和健康的身体都具有积极的作用。

2)帮助学前儿童学会调节自己的情绪

学前儿童是在主动积极的活动中发展的,要满足学前儿童对玩具、游戏活动的需要。

学前儿童发脾气、暴怒,在很大程度上是因为需求未得到满足。但要让学前儿童知道哪些需求是合理的,哪些需求是不能得到满足的。对于学前儿童不该得到满足的需要,成人切莫妥协,一次妥协就是对不良行为的一次强化。教师可以改进活动方式,以开放式的活动形式减少不必要的阻止、限制,使幼儿自由、愉快、充分地活动,满足个人不同的兴趣需要。同时让学前儿童在活动中体验同伴友好相处的乐趣,逐步理解集体生活应有的行为、规则和习惯,懂得谦让,在集体生活中不乱发脾气。

当学前儿童受到挫折和委屈时,教师和家长要让学前儿童通过合理的方式宣泄,以减轻心理上的压力,但不能采用打人、骂人、毁坏东西等方法。

3) 帮助学前儿童学习社会交往技能

活泼开朗的性格和乐于交往是健康心理的一个重要方面,性格过于内向的学前儿童表现为胆小、孤独、抑郁、不敢交往。一些在家中处于"中心"地位受到过多保护、溺爱的学前儿童往往任性、情绪不安,这些学前儿童在集体中往往自信心不强、退缩,有和同伴交往的愿望,但因无交往的经验和技能,经常得到的是交往受挫的体验,他们感到自己未被老师和同伴重视,由此产生自卑、嫉妒、怀疑、报复等心理。像这类社会退缩性行为问题,只是学前儿童发展过程中的障碍或行为上的偏异,虽不一定是疾病,但会阻碍学前儿童正常的心理发育,影响他们的活动和学习,而且往往会成为成人后严重心理障碍和社会适应不良的种子。

因此,在日常生活中要帮助学前儿童学习社会交往技能,对学前儿童进行移情教育,引导学前儿童多设身处地为别人想想,注意自己的行为给别人带来的影响。多为学前儿童创造一些合作的机会,让学前儿童懂得分享,学会恰当地自我评价,既不要产生自卑感,觉得自己什么都不行,也不能认为自己什么都好,处处争第一。

3.幼儿园与家庭共同关注形成合力

学前儿童多数时间在家庭中度过,父母的心理健康水平直接影响学前儿童的心理健康水平。因此,重视家庭教育和影响、密切家园协作至关重要。托幼园所应通过举办心理健康讲座、座谈、交流讨论等多种途径,向家长宣传心理健康教育的基本知识和重要意义,让每个家长主动重视学前儿童的心理健康。家园还要共同商讨学前儿童心理健康教育的策略,共同采取心理健康教育的措施,例如,对体弱及心理行为异常的学前儿童,建立观察记录档案,做到家园教育一致,以保持心理健康教育的持续性和有效性,促进学前儿童的心理健康。

总之,学前儿童心理健康教育既要面向全体,促进全体学前儿童的心理健康,又要关注少数学前儿童，进行个别辅导；既要重视专门的心理健康教育活动，又要渗透生活的方方面面；既需要托幼园所高度重视，又需要家庭、社会的关注和参与。只有经过多方面的共同努力，才能取得良好的教育效果，真正维护和增进学前儿童的心理健康。

思考与练习

一、选择题

1.影响幼儿心理健康的因素有（　　）。

 A.生理因素   B.家庭因素、社会因素

 C.自身因素   D.以上都是

2.家庭因素包括（　　）等。

 A.家庭结构   B.家庭教养方式

 C.家庭生活条件   D.以上都是

3.（　　）是幼儿第一次较正规地步入的集体生活环境。

 A.家庭   B.小区   C.幼儿园   D.社区

4.（　　）是重要的教育资源，而且是隐性资源，能对学前儿童产生熏陶、感染的作用，对学前儿童的心理健康教育起到"无声胜有声"的独特效果。

 A.家庭   B.社区   C.环境   D.幼儿园

5.丰富的（　　）不仅是教学活动赖以进行的物质基础，还能启迪学前儿童的智慧，缓解学前儿童的压力，满足学前儿童的心理愿望和需要。

 A.环境   B.物质   C.材料   D.物质环境

6.在日常活动中，融合心理健康教育的内容包括（　　）。

 A.培养学前儿童良好的生活习惯   B.帮助学前儿童学会调节自己的情绪

 C.帮助学前儿童学习社会交往技能   D.以上都是

二、判断题

1.学前儿童心理健康教育是幼儿园的重要工作，与家庭关系不大。（　　）

2.在日常生活中多为学前儿童创造一些合作的机会，让学前儿童懂得分享。（　　）

3.对于学前儿童不该得到满足的需要，成人切莫妥协，一次妥协就是对不良行为的一次强化。（　　）

三、简答题

促进幼儿心理健康的途径有哪些？

模块七 托幼园所的生活保健制度

学习目标

▷ 1.了解托幼园所的各项卫生保健制度。

▷ 2.掌握托幼园所生活制度的内容及要求。

▷ 3.理解制订生活制度的意义和依据,树立卫生保健意识,增强执行卫生保健制度的自觉性。

▷ 4.认识到在执行□□□□制度的过程中,要注意培养学前儿童良好的生活卫生习惯、健康的适应性行为□□□□□□。

任务一 生活制度

知识梳理

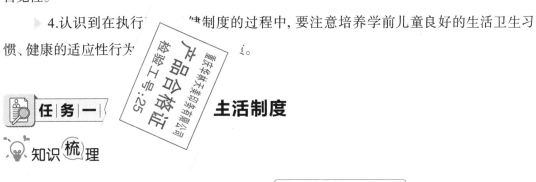

托幼园所的生活制度
├── 制订生活制度的意义
├── 制订生活制度的依据
└── 托幼园所一日生活制度

案例导入

欣欣老师第一次到幼儿园实习,一天实习结束后,她不禁思考:小朋友每天在幼儿园里既要吃饭、喝水,还要如厕、盥洗等,怎样合理安排才能让幼儿在园健康快乐地成长呢?

思考:

(1)为什么要合理地制订托幼园所的生活制度?

(2)制订托幼园所的生活制度有什么依据?

知识积累

托幼园所生活制度是指根据学前儿童身体及心理活动的规律,将学前儿童在幼儿园内一日生活中的主要环节,在时间和程序上固定下来所形成的制度。制订生活制度的目的是把德、智、体、美全面发展的教育渗透进学前儿童一日生活的各项活动之中,保证学前儿童身体健康,促进学前儿童身心和谐发展。生活制度在托幼园所的各项卫生保健制度中占有极其重要的地位。

一、制订生活制度的意义

托幼机构卫生保健工作的主要任务是贯彻以预防为主、保教结合的工作方针,为集体儿童创造良好的生活环境,预防控制传染病,降低常见病的发病率,培养儿童健康的生活习惯,保障儿童的身心健康。

1.促进学前儿童的生长发育

制订合理的生活制度,将不同类型的活动穿插安排,使学前儿童的脑力活动与体力活动交替进行,使大脑皮质各个功能区的工作和休息相应变化,从而预防过度疲劳,促进学前儿童的生长发育。

2.培养学前儿童的良好习惯

托幼园所制订合理的生活制度,每天重复执行,这样时间就会成为一种信号,在学前儿童大脑皮质各功能区形成一系列时间性的条件反射,使整个生理活动按一定规律进行,使学前儿童养成有规律的生活习惯,这样吃饭时食欲旺盛,就寝时按时入睡,该醒时能够醒来,活动时精力充沛,游戏时活泼愉快。形成习惯后,学前儿童大脑皮质能用最低的消耗,收到最佳的效果。学前儿童年龄越小,越容易形成良好的习惯。

3.保教人员做好工作的基本保证

组织好学前儿童一日的生活,不仅有利于学前儿童的身体健康,促进学前儿童的生长发育,帮助学前儿童养成良好的行为习惯,而且能使保教人员有更多的时间组织学前儿童进行各项活动,使学前儿童更好地发展。因此,生活制度是托幼园所完成学前儿童全面发展教育任务的重要保证。

二、制订生活制度的依据

1.根据各年龄段儿童的生理、心理特点

学前儿童年龄越小,睡眠时间越长,学习时间越短。随着年龄的增长,睡眠时间逐渐

减少,学习时间相对延长。总之,不同的班级应有不同的作息制度。学前儿童之间存在着较大的差异性,例如,有的学前儿童精力十分旺盛,需要的睡眠时间较少;而有的学前儿童由于体质较弱等原因,需要更多的睡眠时间。有的学前儿童吃饭较慢,需要较长的时间等。对此,生活制度还应兼顾学前儿童的个别差异,适当地加以区别对待,以适应不同学前儿童的特点,满足学前儿童的不同需要。

学前儿童经过一夜睡眠,大脑的疲劳得到了恢复。因此7:00—10:00,学前儿童的头脑最清醒,精力最旺盛,此时学习、活动效果最佳,因此,托幼园所一般都在这段时间内安排上课。10:00—11:00,学前儿童神经系统的兴奋性逐渐降低,可以安排一些轻松愉快的游戏以消除其疲劳。午餐后,学前儿童大脑皮质的兴奋已降至最低,需要午睡。午睡后,大脑皮质的兴奋程度又逐渐增高,但不如上午旺盛,因此,下午一般不再安排教学活动,而是让学前儿童做做体操、游戏等。晚上睡眠前,除洗脸、洗脚外,还可安排一些安静的活动,不要让学前儿童过度兴奋影响入睡。

2.结合本地区的季节变化

我国地域辽阔,具有较大的南北气候差异以及东西时间差异,各园应根据本地区的具体地理特征以及本园的实际情况制订相应的生活制度。同时,在制订生活制度时,还应考虑到不同季节的特点,对生活制度中的部分环节进行适当的调整。例如,夏季昼长夜短,学前儿童入园的时间可适当提前,寄宿制托幼园所早上起床的时间也可以适当提前,而晚上睡觉的时间适当推迟。为了保证学前儿童每天有足够的睡眠时间,中午可适当延长学前儿童的午睡时间。必要的话,托幼园所可根据当地的具体情况和需要,制订不同季节的生活制度。

3.结合托幼机构的实际情况

根据园内幼儿的年龄特点,结合实际情况,制订本园幼儿一日生活制度,家长也可参与园内幼儿作息时间安排。

制订一日生活中各个环节(如活动、进餐、饮水、如厕、盥洗、睡眠等)的生活护理要求。

严格执行一日生活制度,卫生保健人员应当每日巡视,观察班级执行情况,发现问题及时予以调整,以保证儿童在托幼园所内生活的规律性和稳定性。

三、托幼园所一日生活制度

1.托幼园所一日生活制度的内容

学前儿童一日主要生活环节有入园、进餐、睡眠、盥洗、如厕、饮水和离园等内容,各环节都有一定的卫生要求。托幼园所(夏季)作息时间表举例见表7-1-1。

表7-1-1　托幼园所(夏季)作息时间表

时间	内容
7:40—8:00	入园
8:00—8:30	盥洗、早餐
8:30—9:00	区域活动
9:00—10:00	早操和户外体育活动
10:00—10:20	如厕、洗手、饮水
10:20—11:00	集体教育活动
11:00—11:10	如厕、洗手、饮水
11:10—11:20	餐前安静活动
11:20—12:00	午餐
12:00—12:20	餐后散步
12:20—14:30	午睡
14:30—15:00	起床、午检、如厕、饮水、午点
15:00—15:30	教育活动、游戏活动
15:30—15:40	如厕、洗手
15:40—16:20	户外体育活动
16:20—16:30	如厕、洗手
16:30—17:00	晚餐
17:00—17:30	离园

2.托幼园所一日生活制度的要求

1)愉快入园

入园是托幼园所一日生活必须经历的第一环节,是缓解幼儿分离焦虑、促进幼儿品行养成以及开展个别教育的重要时机。保教人员要做好学前儿童的入园工作,学前儿童的入园是托幼园所和家庭联系的重要环节,是教师与家长互通信息、交流孩子生活状况、提出一致的保教措施的重要沟通时刻。入园的具体要求见表7-1-2。

表7-1-2 入园的具体要求

工作内容	具体要求
入园准备	(1)上岗准备：保教人员检查个人仪容仪表，做好上岗准备。 (2)开窗通风：冬季要提前做好采暖工作。 (3)清洁消毒：严格按要求做好活动室及走廊等的清洁和消毒工作。 (4)物品准备：包括盥洗及如厕等用品的准备。 (5)饮水准备：准备充足的、温度适宜的饮用水
接待入园	(1)热情接待：向家长了解学前儿童在家的表现及健康状况。 (2)细心晨检：对学前儿童提出一日的卫生要求。 (3)认真记录：对生病幼儿需要服药的情况进行认真记录。 (4)礼貌习惯：培养幼儿向教师和同伴问好，向家长说再见的习惯
引导活动	(1)自选活动：引导来园幼儿自选活动，如照顾动植物、阅读等。 (2)指导整理：活动结束后指导幼儿整理玩具、图书等

2）自主饮水

学前儿童生长发育迅速，新陈代谢旺盛，对水的需求量大。学前儿童每天需要保持一定的饮水量。因此，学前儿童喝水是托幼园所一日生活环节中非常重要的一件事。饮水的具体要求见表7-1-3。

自主饮水

表7-1-3 饮水的具体要求

工作内容	具体要求
饮水准备	(1)清洁设备：严格按要求清洗和消毒饮水设备。 (2)清洁水杯：严格按要求清洗和消毒幼儿水杯。 (3)准备饮水：根据季节，准备充足的、温度适宜的饮用水
指导饮水	(1)集体饮水：上、下午各组织至少一次集体饮水。 (2)随渴随饮：提醒并允许学前儿童在活动或游戏中随时喝水。 (3)有序取放：提醒、帮助学前儿童安全有序地取水和取放水杯。 (4)正确饮水：坐在自己的座位上喝水，避免泼洒；喝水的速度不能太快；剧烈运动后不应大量喝水。 (5)观察饮水：观察学前儿童的饮水量，判断饮水是否充足。 (6)主动饮水：帮助学前儿童学会渴了主动饮水，养成喝白开水的习惯
清洁消毒	(1)清洁地面：幼儿饮水后要及时清洁地面水渍，以免滑倒。 (2)清洁设备：严格按要求清洁和消毒饮水设备。 (3)清洁水杯：严格按要求清洗和消毒幼儿水杯，一人一杯，专人专用

3）趣味进餐

幼儿期是学前儿童生长发育的关键期，摄取丰富的营养是幼儿健康成长的保证。托幼园所应为学前儿童供应营养丰富、易消化的食品。进餐的具体要求见表7-1-4。

趣味进餐

表7-1-4　进餐的具体要求

工作内容	具体要求
进餐准备	（1）创设环境：为学前儿童创设干净、舒适、愉快的进餐环境，可指导中、大班值日生将桌子抹干净或分发碗筷工作；说话轻声细语，欢快热情，创设轻松愉快的进餐氛围。 （2）餐前准备：让学前儿童洗手、如厕，听听音乐、故事，或趴在桌上休息，做一点安静的游戏，不做剧烈运动。 （3）激发食欲：可以用稍夸张的语气、语调表达进食的欲望并赞美食物的美味，以引起学前儿童的食欲
进餐指导	（1）文明进餐：提醒幼儿安静就餐，不说话，不左顾右盼，尽量做到细嚼慢咽，并且养成不挑食、不剩饭菜的良好进餐习惯。 （2）卫生习惯：提醒幼儿保持进餐时桌面、地面和衣服的清洁，不掉饭、漏饭、撒饭，不用衣袖擦嘴，养成良好的卫生习惯。 （3）个别指导：关注生病及刚病愈幼儿、特殊体质幼儿
清洁消毒	（1）自主清洁：提醒并协助幼儿进行餐后清洁，如清洁餐桌及地面、擦嘴、漱口等。 （2）清洁环境：严格按要求清洁和消毒用餐环境。 （3）清洁餐具：严格按要求清洁和消毒餐具。 （4）散步消化：组织餐后散步，以利于食物消化和午睡

4）安静睡眠

对于学前儿童来说，充足和高质量的睡眠有助于智力发育，与幼儿的认知功能、学习和注意力密切相关，并且能促进其体格生长。因此，托幼园所教师应重视照顾学前儿童的睡眠。

根据儿童年龄特点和托幼机构服务形式合理安排每日睡眠时间。3~6岁儿童午睡时间根据季节以每日2~2.5小时为宜，3岁以下儿童日间睡眠时间可适当延长。睡眠的具体要求见表7-1-5。

表7-1-5　睡眠的具体要求

工作内容	具体要求
睡前准备	（1）创设环境：一是安静，尤其是教师不能在此时串班、说话、进餐、打电话等；二是空气清新，提前让卧室通风换气；三是室内光线不宜太强，这样学前儿童易入睡，也易睡得沉。

续表

工作内容	具体要求
睡前准备	(2) 准备就寝：学前儿童睡前，一是提醒学前儿童如厕；二是要求学前儿童不做剧烈运动，也不刺激学前儿童情绪，让学前儿童保持安静愉快的睡眠情绪；三是要求学前儿童安静地上床，不与同伴讲话、疯闹。 (3) 安全检查：检查幼儿是否携带危险物品，如小玩具，豆子等；检查幼儿嘴里是否还有饭菜
睡眠巡视	(1) 调整睡姿：睡眠以右侧睡和平睡为宜，不蒙头睡，不用手压着心脏、腹部、头脸，宜用鼻呼吸。细心观察学前儿童睡眠，若发现学前儿童有不良睡姿，及时纠正。 (2) 巡查行为：若发现学前儿童有异常行为问题，如吮手指、玩弄生殖器、尿床等，要及时处理，教育纠正。 (3) 观察体征：观察幼儿的体温、面色、情绪等；关注特殊体质幼儿
清洁整理	(1) 指导起床：指导、帮助学前儿童正确地穿脱衣、鞋、袜。 (2) 整理床铺：整理床铺、被褥；指导中大班学前儿童自己整理，以培养学前儿童初步的自理能力。 (3) 开窗通风：及时为卧室通风换气。 (4) 清洁卧室：严格按要求清洁和消毒卧室及床

5）正确盥洗

托幼园所的盥洗活动包括洗手、洗脸、刷牙、漱口、洗澡、洗头等，是幼儿一日生活的重要内容，保教人员要注意培养学前儿童良好的盥洗习惯。盥洗的具体要求见表7-1-6。

指导洗手

表7-1-6　盥洗的具体要求

工作内容	具体要求
盥洗准备	(1) 创设环境：保持盥洗室清洁、地面干燥；可粘贴洗手流程示意图。 (2) 准备用品：准备温度适宜的流动水及数量充足的盥洗用品
指导盥洗	(1) 指导洗手：饭前便后及手脏时学前儿童能主动洗手，掌握正确的洗手方法：先用流动水淋湿手，再用肥皂或洗手液将手心、手背、手指甲、手指缝反复搓洗至少1分钟，再用流动水冲洗。 (2) 指导洗脸：每天早晚要洗脸，外出归来要洗脸，用流动水或湿毛巾洗，耳后、脖子都洗到。 (3) 指导刷牙：学前儿童应养成早晚刷牙、进食后漱口的好习惯，要掌握正确的刷牙方法：上下刷，里外刷，每个牙齿都刷到，尽量刷3分钟。 (4) 指导漱口：可以用温水或淡盐水，用力鼓水，反复3~5次，将水吐掉。 (5) 指导洗澡：定期洗澡、洗头。夏季每天可以洗一两次澡，冬季不用每天洗澡，但必须每晚为学前儿童清洗外阴部和脚，以保持清洁卫生。夏季可以隔一两天洗一次头，冬季可以隔三五天或一个星期洗一次

续表

工作内容	具体要求
清洁消毒	（1）清洁台面：刷洗水龙头、水管、水池等，保持干燥。 （2）清洁地面：清理盥洗室地面，保持干燥。 （3）清洁洗具：学前儿童的洗脸盆、洗脚盆要专人专用，定期清洗消毒

6）文明如厕

如厕既能满足学前儿童排泄的基本生理需要，也能在过程中培养独立如厕的能力，掌握如厕的基本技能，引导学前儿童养成良好的如厕行为习惯。如厕的具体要求见表7-1-7。

表7-1-7　如厕的具体要求

工作内容	具体要求
如厕准备	（1）创设环境：卫生间保持清洁、干燥、无异味，便池干净、无污垢。张贴如厕流程示意图。 （2）准备用品：准备充足的厕纸，方便幼儿拿取
指导如厕	（1）组织如厕：组织幼儿分组、有序如厕。 （2）指导如厕：指导幼儿分性别如厕、穿脱裤子、擦屁股等。 （3）文明如厕：提醒幼儿便后冲水，节约用水，节约用纸。 （4）个别关注：关注特殊体质幼儿
清洁消毒	（1）提醒洗手：提醒幼儿便后洗手。 （2）清洁便池：严格按要求清洁和消毒便池，保持干净。 （3）清洁地面：严格按要求清洁和消毒地面，保持地面干燥。 （4）清理垃圾：及时清理废纸，每天至少两次

7）安全离园

离园的具体要求见表7-1-8。

表7-1-8　离园的具体要求

工作内容	具体要求
离园准备	（1）教室整理：把玩具放回收纳筐；桌、椅摆放好。 （2）整理物品：帮助幼儿整理要带回的物品，如衣服、汗巾、水杯等
离园接待	（1）热情接待：与家长沟通在园情况，提出生活建议；交接物品。 （2）礼貌习惯：培养幼儿与教师、同伴礼貌道别的习惯。 （3）个别照护：个别晚接的学前儿童，必须由本班教师亲自交给值班人员，要确保幼儿安全，严防丢失

续表

工作内容	具体要求
清洁消毒	(1) 清洁环境：严格按要求清洁和消毒活动室环境。 (2) 清洁物品：严格按要求清洁和消毒班级物品，并分类整理。 (3) 清理垃圾：及时清理垃圾
安全检查	(1) 检查门窗：关好门窗，防止刮风下雨打湿活动室及物品。 (2) 检查水电：做到人走电断、关水

思考与练习

一、选择题

1.为幼儿创设良好的睡眠环境，下列做法错误的是（　　）。

A.保持安静，尤其教师不能在此时串班、说话、进餐、打电话等

B.保持空气清新，教师要提前让卧室通风换气

C.保持室内地面无障碍物

D.为幼儿装上遮光性强的窗帘

2.托幼园所应培养幼儿良好的睡姿，学前儿童以（　　）为宜。

A.左侧睡和平睡　　　　　　　　　　B.右侧睡和平睡

C.左侧睡和趴睡　　　　　　　　　　D.右侧睡和趴睡

3.《幼儿园工作规程》指出，幼儿园应制订合理的学前儿童一日生活作息制度，两餐间隔时间不少于（　　）小时。

A.2.5　　　　　　B.3　　　　　　C.2　　　　　　D.3.5

4.上午（　　）时，学前儿童神经系统的兴奋性逐渐降低，可以安排一些轻松愉快的游戏以消除疲劳。

A.8—9　　　　B.9—10　　　　C.10—11　　　　D.11—12

5.3～6岁儿童午睡时间根据季节以每日（　　）小时为宜，3岁以下儿童日间睡眠时间可适当延长。

A.1～1.5　　　　B.1.5～2　　　　C.2～2.5　　　　D.2.5～3

二、判断题

1.就餐前，教师要为幼儿创设舒适、愉快的进餐环境。（　　）

2.托幼园所应上、下午各组织至少一次集体饮水，剧烈运动后可加大饮水量。（　　）

3.学前儿童应养成早晚刷牙、进食后漱口的好习惯，要掌握正确的刷牙方法：上下刷、

里外刷，每颗牙齿都刷到，尽量刷1分钟。（　　）

4.托幼园所的盥洗活动包括洗手、洗脸、刷牙、漱口、洗澡、洗头、洗衣服等。（　　）

5.若发现学前儿童有异常行为问题，如吮手指、玩弄生殖器、尿床等，要及时处理，教育纠正。（　　）

三、简答题

简述制订托幼园所生活制度的依据。

任务二 托幼园所常见的其他保健制度

知识梳理

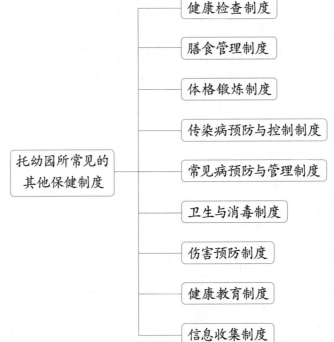

托幼园所常见的其他保健制度
- 健康检查制度
- 膳食管理制度
- 体格锻炼制度
- 传染病预防与控制制度
- 常见病预防与管理制度
- 卫生与消毒制度
- 伤害预防制度
- 健康教育制度
- 信息收集制度

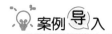 **案例导入**

目前,不少托幼园所仅仅关注了一日生活制度、健康检查制度、卫生消毒、饮食卫生管理、安全制度、家长联系等方面的管理工作,但在学前儿童常见病管理、体弱儿童管理、营养膳食管理、体格锻炼、健康教育等方面较为薄弱。因此,幼儿园保健常处于非常尴尬的境地,"重教轻保"比较常见。事实上,针对学前儿童这类健康弱势群体,这些制度都是卫生保健所必须实行的。

思考:

(1)托幼园所卫生保健制度实施的现状?

(2)目前托幼园所卫生保健制度在制订、传达、实行、评估方面存在哪些问题?

(3)托幼园所卫生保健制度应如何完善?

知识积累

托幼园所的卫生保健制度除了生活制度外,还包括健康检查制度、膳食管理制度、体格锻炼制度、传染病预防与控制制度、常见病预防与管理制度、卫生与消毒制度、伤害预防制度、健康教育制度及信息收集制度等。

一、健康检查制度

对学前儿童进行定期或不定期的体格检查,称为健康检查。健康检查可了解学前儿童生长发育和健康状况。健康检查制度也是检查和监督托幼园所各项保健工作的依据。

1.学前儿童健康检查

1)入园健康检查

(1)学前儿童入托幼园所前应当经医疗卫生机构进行健康检查,合格后方可入园。

(2)承担学前儿童入园体检的医疗卫生机构及人员应当取得相应的资格,并接受相关专业技术培训。应当按照《托儿所幼儿园卫生保健管理办法》(以下简称《管理办法》)规定的项目开展健康检查,规范填写"儿童入园健康检查表",不得违反规定擅自改变健康检查项目。

(3)学前儿童入园体检中发现疑似传染病者应当暂缓入园,及时确诊治疗。

(4)学前儿童入园时,托幼园所应当查验"儿童入园健康检查表""0~6岁儿童保健手册""预防接种证"。发现没有预防接种证或未依照国家免疫规划受种的儿童,应当在30日内向托幼机构所在地的接种单位或县级疾病预防控制机构报告,督促监护人带儿童到当地规定的接种单位补证或补种。托幼园所应当在学前儿童补证或补种后复验预防接种证。

2)定期健康检查

(1)承担学前儿童定期健康检查的医疗卫生机构及人员应当取得相应的资格。学前儿童定期健康检查项目包括:测量身长(身高)、体重,检查口腔、皮肤、心肺、肝脾、脊柱、四肢等,筛查视力、听力,检测血红蛋白或血常规。

(2)1~3岁儿童每年健康检查两次,每次间隔六个月;3岁以上儿童每年健康检查一次。所有儿童每年进行一次血红蛋白或血常规检测。1~3岁儿童每年进行一次听力筛查;4岁以上儿童每年检查一次视力。体检后应当及时向家长反馈健康检查结果。

(3)学前儿童离开园三个月以上需重新按照入园检查项目进行健康检查。

(4)转园的学前儿童持原托幼机构提供的"儿童转园健康证明""0~6岁儿童保健手册"可直接转园。"儿童转园健康证明"有效期为3个月。

3)晨、午检及全日健康观察

(1)做好每日晨间或午间入园检查。检查内容包括询问学前儿童在家有无异常情况,观察精神状况、有无发热和皮肤异常,检查有无携带不安全物品等,发现问题及时处理。

(2)应当对学前儿童进行全日健康观察,内容包括饮食、睡眠、大小便、精神状况、情绪、行为等,并做好观察及处理记录。

(3)卫生保健人员每日深入班级巡视2次,发现患病、疑似传染病儿童应当尽快隔离并与家长联系,及时到医院诊治,并追访诊治结果。

(4)患病儿童应当离园休息治疗。如果接受家长委托喂药时,应当做好药品交接和登记,并请家长签字确认。

2.工作人员健康检查

1)上岗前健康检查

(1)托幼园所工作人员上岗前必须按照《管理办法》的规定,经县级以上人民政府卫生行政部门指定的医疗卫生机构进行健康检查,取得《托幼机构工作人员健康合格证》后方可上岗。

(2)精神病患者或者有精神病史者不得在托幼机构工作。

2)定期健康检查

(1)托幼园所在岗工作人员必须按照《管理办法》规定的项目每年进行1次健康检查。

(2)在岗工作人员患有精神病者,应当立即调离托幼机构。

（3）凡患有下列症状或疾病者须离岗，治愈后须持县级以上人民政府卫生行政部门指定的医疗卫生机构出具的诊断证明，并取得"托幼机构工作人员健康合格证"后，方可回园工作。

①发热、腹泻等症状；

②流感、活动性肺结核等呼吸道传染性疾病；

③痢疾、伤寒、甲型病毒性肝炎、戊型病毒性肝炎等消化道传染性疾病；

④淋病、梅毒、滴虫性阴道炎、化脓性或者渗出性皮肤病等。

（4）体检过程中发现异常者，由体检的医疗卫生机构通知托幼机构的患病工作人员到相关专科进行复查和确诊，并追访诊治结果。

二、膳食管理制度

托幼园所应建立并严格执行膳食管理制度，以保证提供给学前儿童的膳食符合营养要求和卫生要求。

1.膳食管理

（1）托幼园所食堂应当按照《中华人民共和国食品安全法》《中华人民共和国食品安全法实施条例》以及《餐饮服务许可管理办法》《餐饮服务食品安全监督管理办法》《学校食堂与学生集体用餐卫生管理规定》等有关法律法规和规章的要求，取得"餐饮服务许可证"，建立健全各项食品安全管理制度。

（2）托幼园所应当为儿童提供符合国家《生活饮用水卫生标准》（GB 5749—2022）的生活饮用水。保证儿童按需饮水。每日上、下午各1~2次集中饮水，1~3岁儿童饮水量50~100 mL/次，3~6岁儿童饮水量100~150 mL/次，并根据季节变化酌情调整饮水量。

（3）儿童膳食应由专人负责，建立有家长代表参加的膳食委员会并定期召开会议，进行民主管理。工作人员与儿童的膳食要严格分开，儿童膳食费用专款专用，账目每月公布，每学期膳食收支盈亏不超过2%。

（4）儿童食品应当在具有"食品生产许可证"或"食品流通许可证"的单位采购。食品进货前必须进行采购查验及索票索证，托幼机构应建立食品采购和验收记录。

（5）儿童食堂应每日清扫、消毒，保持内外环境整洁。食品加工用具必须生熟标识明确、分开使用、定位存放。餐饮具、熟食盛器应在食堂或清洗消毒间集中清洗消毒，消毒后保洁存放。库存食品应当分类、注有标识、注明保质日期、定位储藏。

（6）禁止加工变质、有毒、不洁、超过保质期的食物，不得制作和提供冷荤凉菜。留样食品应当按品种分别盛放于清洗消毒后的密闭专用容器内,在冷藏条件下存放48小时以上;每样品种不少于100 g以满足检验需要,并做好记录。

(7)进餐环境应当卫生、整洁、舒适。餐前做好充分准备,按时进餐,保证儿童情绪愉快,培养儿童良好的饮食行为和卫生习惯。

2.膳食营养

(1)托幼园所应根据学前儿童生理需求,以《中国居民膳食指南》为指导,参考中国居民膳食营养素参考摄入量(dietary reference intakes, DRIs)和各类食物每日参考摄入量,制订儿童膳食计划。

(2)根据膳食计划制订带量食谱,1~2周更换一次。食物品种要多样化且合理搭配。

(3)在主副食的选料、洗涤、切配、烹调过程中,方法应当科学合理,减少营养素的损失,符合儿童清淡口味,达到营养膳食的要求。烹调食物注意色、香、味、形,提高儿童的进食兴趣。

(4)托幼园所至少每季度进行一次膳食调查和营养评估。儿童热量和蛋白质平均摄入量全日制托幼机构应当达到DRIs的80%以上,寄宿制托幼机构应当达到DRIs的90%以上。维生素A、维生素B_1、维生素B_2、维生素C及矿物质如钙、铁、锌等应当达到DRIs的80%以上。三大营养素热量占总热量的百分比为蛋白质12%~15%,脂肪30%~35%,碳水化合物50%~60%。每日早餐、午餐、晚餐热量分配比例为30%、40%和30%。优质蛋白质占蛋白质总量的50%以上。

(5)有条件的托幼机构可为贫血、营养不良、食物过敏的儿童提供特殊膳食。不提供正餐的托幼机构,每日至少提供一次点心。

三、体格锻炼制度

(1)托幼园所应当根据儿童的年龄及生理特点,每日有组织地开展各种形式的体格锻炼,掌握适宜的运动强度,保证运动量,提高儿童身体素质。

(2)保证儿童室内外运动场地和运动器械的清洁、卫生、安全,做好场地布置和运动器械的准备。定期进行室内外安全隐患排查。

(3)利用日光、空气、水和器械,有计划地进行儿童体格锻炼。做好运动前的准备工作。运动中注意观察儿童面色、精神状态、呼吸、出汗量和儿童对锻炼的反应,若有不良反应要及时采取措施或停止锻炼;加强运动中的保护,避免运动伤害。运动后注意观察儿童的精神、食欲、睡眠等状况。

（4）全面了解儿童健康状况，患病儿童停止锻炼；病愈恢复期的儿童运动量要根据身体状况予以调整；体弱儿童的体格锻炼进程应当较健康儿童缓慢，时间缩短，并要对儿童运动反应进行仔细的观察。

四、传染病预防与控制制度

（1）督促家长按免疫程序和要求完成儿童预防接种。配合疾病预防控制机构做好托幼机构儿童常规接种、群体性接种或应急接种工作。

（2）托幼园所应当建立传染病管理制度。托幼机构内发现传染病疫情或疑似病例后，应当立即向属地疾病预防控制机构（农村乡镇卫生院防保组）报告。

（3）班级老师每日登记本班儿童的出勤情况。对因病缺勤的儿童，应当了解儿童的患病情况和可能的原因，对疑似患传染病的，要及时报告给园（所）疫情报告人。园（所）疫情报告人接到报告后应当及时追查儿童的患病情况和可能的病因，以做到对传染患儿的早发现。

（4）托幼园所内发现疑似传染病例时，应当及时设立临时隔离室，对患儿采取有效的隔离控制措施。临时隔离室内环境、物品应当便于实施随时性消毒与终末消毒，控制传染病在园（所）内暴发和续发。

（5）托幼园所应当配合当地疾病预防控制机构对被传染病病原体污染（或可疑污染）的物品和环境实施随时性消毒与终末消毒。

（6）发生传染病期间，托幼园所应当加强晨、午检和全日健康观察，并采取必要的预防措施，保护易感儿童。对发生传染病的班级按要求进行医学观察，医学观察期间该班与其他班相对隔离，不办理入托和转园手续。

（7）卫生保健人员应当定期对儿童及其家长开展预防接种和传染病防治知识的健康教育，提高其防护能力和意识。传染病流行期间，加强对家长的宣传工作。

（8）患传染病的儿童隔离期满后，凭医疗卫生机构出具的痊愈证明方可返回园。根据需要，来自疫区或有传染病接触史的儿童，检疫期过后方可入园。

五、常见病预防与管理制度

（1）托幼园所应当通过健康教育普及卫生知识，培养儿童良好的卫生习惯；提供合理平衡膳食；加强体格锻炼，增强儿童体质，提高对疾病的抵抗能力。

（2）定期开展儿童眼、耳、口腔保健，发现视力低常、听力异常、龋齿等问题及时进行登记管理,督促家长及时带患病儿童到医疗卫生机构进行诊断及矫治。

（3）对贫血、营养不良、肥胖等营养性疾病儿童进行登记管理,对中重度贫血和营养不良儿童进行专案管理,督促家长及时带患病儿童进行治疗和复诊。

（4）对先天性心脏病、哮喘、癫痫等疾病儿童,及对有药物过敏史或食物过敏史的儿童进行登记,加强日常健康观察和保育护理工作。

（5）重视儿童心理行为保健,开展儿童心理卫生知识的宣传教育,发现有心理行为问题的儿童及时告知家长到医疗保健机构进行诊疗。

六、卫生与消毒制度

1.环境卫生

（1）托幼园所应当建立室内外环境卫生清扫和检查制度,每周全面检查一次并记录,为儿童提供整洁、安全、舒适的环境。

（2）室内应当有防蚊、蝇、鼠、虫及防暑和防寒设备,并放置在儿童接触不到的地方。集中消毒应在儿童离园（所）后进行。

（3）保持室内空气清新、阳光充足。采取湿式清扫方式清洁地面。厕所做到清洁通风、无异味,每日定时打扫,保持地面干燥。便器每次用后及时清洗干净。

（4）卫生洁具各班专用专放并有标记。抹布用后及时清洗干净,晾晒、干燥后存放;拖布清洗后应当晾晒或控干后存放。

（5）枕席、凉席每日用温水擦拭,被褥每月曝晒1~2次,床上用品每月清洗1~2次。

（6）保持玩具、图书表面的清洁卫生,每周至少进行一次玩具清洗,每两周将图书翻晒一次。

2.个人卫生

（1）学前儿童日常生活用品专人专用,保持清洁。要求每人每日1巾1杯专用,每人1床位1被。

（2）培养学前儿童良好卫生习惯。饭前便后应当用肥皂、流动水洗手,早晚洗脸、刷牙,饭后漱口,做到勤洗头、洗澡、换衣、勤剪指（趾）甲,保持服装整洁。

（3）工作人员应当保持仪表整洁,注意个人卫生。饭前便后和护理儿童前应用肥皂、流动水洗手;上班时不戴戒指,不留长指甲;不在园（所）内吸烟。

3.预防性消毒

（1）学前儿童活动室、卧室应当经常开窗通风,保持室内空气清新。每日至少开窗通风2次,每次至少10~15分钟。在不适宜开窗通风时,每日应当采取其他方法对室内空气消毒两次。

(2)餐桌每餐使用前消毒。水杯每日清洗消毒,用水杯喝豆浆、牛奶等易附着于杯壁的饮品后,应当及时清洗消毒。反复使用的餐巾每次使用后消毒。擦手毛巾每日消毒1次。

(3)门把手、水龙头、床围栏等学前儿童易触摸的物体表面每日消毒一次。坐便器每次使用后及时冲洗,接触皮肤部位及时消毒。

(4)使用符合国家标准或规定的消毒器械和消毒剂。环境和物品的预防性消毒方法应当符合要求。托幼园所环境和物品预防性消毒方法见表7-2-1。

表7-2-1 1托幼园所环境和物品预防性消毒方法

消毒对象	消毒方法	备注
空气	开窗通风每日至少两次;每次至少10~15分钟	在外界温度适宜、空气质量较好、保障安全性的条件下,应采取持续开窗通风的方式
	采用紫外线杀菌灯进行照射消毒每日1次,每次持续照射时间60分钟	(1)不具备开窗通风空气消毒条件时使用。 (2)应使用移动式紫外线杀菌灯。按照1.5 W/m³计算紫外线杀菌灯管需要量。 (3)禁止紫外线杀菌灯照射人体体表。 (4)采用反向式紫外线杀菌灯在室内有人环境持续照射消毒时,应使用无臭氧式紫外线杀菌灯
餐具、炊具、水杯	煮沸消毒15分钟或蒸汽消毒10分钟	(1)对食具必须先去残渣、清洗后再进行消毒。 (2)煮沸消毒时,被煮物品应全部浸没在水中;蒸汽消毒时,被蒸物品应疏松放置,水沸后开始计算时间
	餐具消毒柜、消毒碗柜消毒。按产品说明使用	(1)使用符合国家标准规定的产品。 (2)保洁柜无消毒作用。不得用保洁柜代替消毒柜进行消毒
毛巾类织物	用洗涤剂清洗干净后,置阳光直接照射下暴晒干燥	暴晒时不得相互叠加。暴晒时间不低于6小时
	煮沸消毒15分钟或蒸汽消毒10分钟	(1)煮沸消毒时,被煮物品应全部浸没在水中; (2)蒸汽消毒时,被蒸物品应疏松放置
	使用次氯酸钠类消毒剂消毒。使用浓度为有效氯250~400 mg/L,浸泡消毒20分钟	消毒时将织物全部浸没在消毒液中,消毒后用生活饮用水将残留消毒剂冲净
抹布	煮沸消毒15分钟或蒸汽消毒10分钟	煮沸消毒时,抹布应全部浸没在水中;蒸汽消毒时,抹布应疏松放置

续表

消毒对象	物理消毒方法	备注
抹布	使用次氯酸钠类消毒剂消毒。使用浓度为有效氯400 mg/L、浸泡消毒20分钟	消毒时将抹布全部浸没在消毒液中,消毒后可直接控干或晾干存放;或用生活饮用水将残留消毒剂冲净后控干或晾干存放
餐桌、床围栏、门把手、水龙头等物体表面	使用次氯酸钠类消毒剂消毒。使用浓度为有效氯100~250 mg/L、消毒10~30分钟	(1)可采用表面擦拭、冲洗等消毒方式。 (2)餐桌消毒后要用生活饮用水将残留消毒剂擦净。 (3)家具等物体表面消毒后可用生活饮用水将残留消毒剂去除
玩具、图书	每两周至少通风晾晒一次	适用于不能湿式擦拭、清洗的物品;暴晒时不得相互叠加,暴晒时间不低于6小时
	使用次氯酸钠类消毒剂消毒。使用浓度为有效氯100~250 mg/L、表面擦拭、浸泡消毒10~30分钟	根据污染情况,每周至少消毒一次
便盆、坐便器与皮肤接触部位、盛装吐泻物的容器	使用次氯酸钠类消毒剂消毒。使用浓度为有效氯400~700 mg/L、浸泡或擦拭消毒30分钟	(1)必须先清洗后消毒。 (2)浸泡消毒时将便盆全部浸没在消毒液中。 (3)消毒后用生活饮用水将残留消毒剂冲净后控干或晾干存放
体温计	使用75%~80%乙醇溶液、浸泡消毒3~5分钟	使用符合《中华人民共和国药典》规定的乙醇溶液

七、伤害预防制度

学前儿童的安全关系到家庭的安宁和幸福,因此,托幼园所必须建立切实可行的伤害预防制度,使学前儿童的生命安全得到保障。

(1)托幼园所的各项活动应当以儿童安全为前提,建立定期全园(所)安全排查制度,落实预防儿童伤害的各项措施。

(2)托幼园所的房屋、场地、家具、玩教具、生活设施等应当符合国家相关安全标准和规定。

(3)托幼园所应当建立重大自然灾害、食物中毒、踩踏、火灾、暴力等突发事件的应急预案,如果发生重大伤害时应当立即采取有效措施,并及时向上级有关部门报告。

(4)托幼园所应当加强对工作人员、儿童及监护人的安全教育和突发事件应急处理能力的培训,定期进行安全演练,普及安全知识,提高自我保护和自救的能力。

（5）保教人员应当定期接受预防儿童伤害相关知识和急救技能的培训，做好儿童安全工作，消除安全隐患，预防跌落、溺水、交通事故、烧（烫）伤、中毒、动物致伤等伤害的发生。

八、健康教育制度

（1）托幼园所应当根据不同季节、疾病流行等情况制订全年健康教育工作计划，并组织实施。

（2）健康教育的内容包括膳食营养、心理卫生、疾病预防、儿童安全以及良好行为习惯的培养等。健康教育的形式包括举办健康教育课堂、发放健康教育资料、宣传专栏、咨询指导、家长开放日等。

（3）采取多种途径开展健康教育宣传。每季度对保教人员开展一次健康讲座，每学期至少举办一次家长讲座。每班配有健康教育图书，并组织学前儿童开展健康教育活动。

（4）做好健康教育记录，定期评估相关知识知晓率、良好生活卫生习惯养成、儿童健康状况等健康教育效果。

九、信息收集制度

（1）托幼园所应当建立健康档案，包括托幼机构工作人员健康合格证、儿童入园（所）健康检查表、儿童健康检查表或手册、儿童转园健康证明。

（2）托幼园所应当对卫生保健工作进行记录，内容包括出勤、晨午检及全日健康观察、膳食管理、卫生消毒、营养性疾病、常见病、传染病、伤害和健康教育等记录。

（3）工作记录和健康档案应当真实、完整、字迹清晰。工作记录应当及时归档，至少保存三年。

（4）定期对儿童出勤、健康检查、膳食营养、常见病和传染病等进行统计分析，掌握儿童健康及营养状况。

（5）有条件的托幼园所可应用计算机软件对儿童体格发育评价、膳食营养评估等卫生保健工作进行管理。

思考与练习

一、选择题

1.儿童离开园（　　）以上需重新按照入园检查项目进行健康检查。

A.一个月　　　　　B.三个月　　　　　C.半年　　　　　D.一年

2.学前儿童在园每日食品应当留样,留样食品应当按品种分别盛放于清洗消毒后的密闭专用容器内,在冷藏条件下存放(　　)小时以上;每样品种不少于100 g以满足检验需要,并做好记录。

A.12　　　　　B.24　　　　　C.48　　　　　D.36

3.对(　　)的消毒可采取在阳光下暴晒的方法。

A.便盆　　　　　B.水果　　　　　C.餐具　　　　　D.图书

4.学前儿童的枕席、凉席每日用温水擦拭,被褥每月曝晒(　　)次。

A.1~2　　　　　B.2~3　　　　　C.3~4　　　　　D.4~5

5.门把手、水龙头、床围栏等学前儿童易触摸的物体表面应(　　)。

A.每日消毒1次　　　　　　　　　B.每两日消毒1次

C.每周消毒1次　　　　　　　　　D.只需清洁,不用消毒

二、判断题

1.生熟食品、食品与杂物、熟食与天然冰要隔离,不要放在一起,外购的熟食需经蒸煮消毒后再食用。(　　)

2.发生传染病期间,幼儿园应当加强晨午检和全日健康观察,并采取必要的预防措施,保护易感幼儿。(　　)

3.保教人员应当定期接受预防幼儿伤害相关知识和急救技能的培训,做好幼儿安全工作,消除安全隐患。(　　)

4.幼儿园应根据不同季节、疾病流行等情况制订全年健康教育工作计划,并组织实施。(　　)

5.学前儿童的玩具和图书每月至少通风晾晒一次,曝晒时不得相互叠夹。曝晒时间不低于6小时。(　　)

三、简答题

简述托幼园所伤害预防制度。